Colección Epígrafe - 7

COMER PARA CORRER

Consejos y recetas para hacer sencilla la vida del corredor amateur

MARIONA GUMMÀ

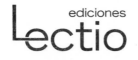

ediciones Lectio

Primera edición: septiembre de 2013

© del texto: Mariona Gummà

© de la edición:
9 Grupo Editorial
Lectio Ediciones
C/ Muntaner, 200, ático 8ª – 08036 Barcelona
Tel. 977 60 25 91 – 93 363 08 23
lectio@lectio.es
www.lectio.es

Diseño y composición: Imatge-9, SL

Impresión: Romanyà-Valls, SA

ISBN: 978-84-15088-80-6

DL T 407-2013

PRIMERA PARTE:
SABER PARA CORRER

1. ALIMENTACIÓN SALUDABLE.
RACIONES RECOMENDADAS

Nacemos con un bagaje genético que hoy por hoy no puede cambiarse, aunque es posible que se pueda en un futuro próximo, y eso nos determina... pero sólo en parte. Pensemos en la epigenética, aquello que está por encima de nuestros genes y que va a condicionar incluso que se expresen o no. Se basa en nuestras costumbres, los tóxicos a los que estamos expuestos y, desde luego, en nuestra alimentación.

Probablemente hay tantas motivaciones para decidir correr como corredores hay en el mundo, pero es probable que sea uno de los colectivos en los que el concepto de *correr para tener salud* casa con todos. Existe una sólida evidencia, basada en amplios y variados estudios, que demuestra que el ejercicio, realizado de forma adaptada y adecuada, es una fuente básica de salud. También lo es una alimentación saludable, que, por un lado, nos permitirá el mejor rendimiento como deportistas y, por otro, será un factor epigenético de primer orden en nuestro futuro vital.

Por eso, tener unas nociones respecto a la composición y las particularidades de los alimentos, su metabolismo y aplicaciones será una utilísima herramienta en nuestra vida deportiva y nuestra actividad diaria.

Ésta es la intención de este libro, y comienza por el principio, como debe ser, ofreciendo de forma comprensible conceptos básicos de nutrición que pueden aplicarse a nuestra actividad deportiva y a nuestra vida diaria y la de nuestro entorno.

Hipócrates dice: "Que la comida sea tu alimento, y el alimento tu medicina", y Bernard le Bovier sostiene: "La salud es la unidad que da valor a todos los ceros de la vida". Una buena manera de conseguirla será corriendo bajo el cielo azul, disfrutando de una alimentación saludable y sabrosa y conociendo cómo hidratarnos.

Conceptos previos

Las necesidades nutricionales de un individuo corresponden a la suma de sus necesidades básicas y de otras variables en función de su edad, sexo, estado fisiológico, actividad y del medio en que vive.

Excepto quizás la leche materna durante los primeros meses de vida, no existe ningún alimento capaz de cubrir nuestras necesidades por sí solo.

Podríamos hacer el símil de que los alimentos son como cajas y que éstas contienen los nutrientes en su interior: hidratos de carbono, grasas, proteínas, vitaminas, minerales y agua. Desde el punto de vista nutritivo, existe la tendencia a clasificar los alimentos según su nutriente principal. Así, a pesar de que cada alimento contiene múltiples nutrientes, definimos diferentes grupos de alimentos, con características nutricionales similares en función del nutriente principal que los compone, para poder establecer equivalencias nutritivas.

Para hacer las recomendaciones más útiles y fáciles de seguir, solemos usar el concepto de *ración*. Podemos considerar *ración* como la cantidad o porción de alimento adecuada a la capacidad de un plato normal, dando por sentado que el concepto *plato normal* no es el mismo para todo el mundo, ni debe serlo para personas de diferentes edades, necesidades o situaciones fisiológicas variables. Está claro que la ración de un niño de un año de edad no tiene nada que ver con la de un adolescente en edad de crecimiento ni con la de una mujer sedentaria de setenta años. El número de raciones recomendadas suele ser el mismo para todos, lo que variará será el tamaño de esta ración. Es un concepto menos riguroso, ya que no se basa en cálculos específicos. Pero presenta una serie de ventajas: es más ágil, facilita la comprensión y la adhesión, se adapta fácilmente a diferentes situaciones y es práctico.

Ejemplos de raciones ampliamente utilizadas en nuestro medio para adultos sanos	
Pan, cereales y féculas	40-60 g de pan
	1 plato de arroz o pasta cocidos (60-80 g en crudo)
	1 patata mediana
Verduras	1 plato de lechuga
	1 plato de verdura de hoja cocida
	2 zanahorias
	1 tomate grande
Leche y lácteos	200-250 ml de leche
	2 yogures
	40-60 g de queso curado
	125 g de requesón
Frutas	1 pieza mediana de manzana, naranja o melocotón
	2 o 3 albaricoques
	1 taza de fresas o cerezas
	2 tajadas de melón
Alimentos proteicos	100-125 g de carne roja (ternera, buey, cerdo...)
	1/4 de pollo
	125-150 g de pescado
	1 plato de guisantes, lentejas o garbanzos cocidos (60-80 g en crudo)
	2 huevos
Aceites y grasas	10 g de aceite
	10 g de mantequilla
	50 g de aceitunas
	20 g de frutos oleaginosos

¿Cuáles son las bases de una alimentación saludable?

Para que una dieta sea saludable, debe ser capaz de aportarnos todos los macronutrientes y micronutrientes necesarios para mantener un buen estado de salud.

La representación más extendida y más didáctica de los grupos de alimentos y de las recomendaciones de consumo es la Pirámide de la Alimentación Saludable, basada en la dieta mediterránea.

En ella se distribuyen los diferentes grupos de alimentos en función de la cantidad necesaria de esos grupos y su importancia en la dieta diaria.

Pirámide de la alimentación saludable

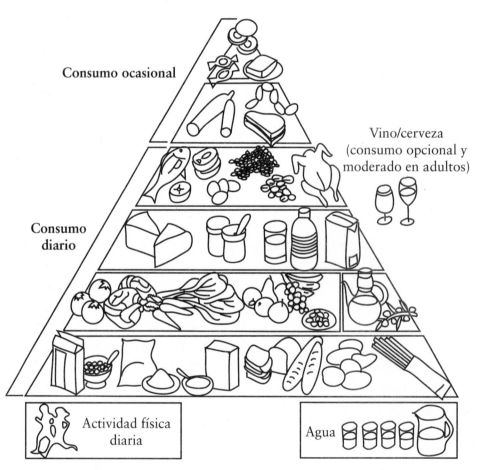

El grupo de las **féculas** o **farináceos** se encuentra en la base de esa pirámide. En este grupo encontramos los cereales y sus derivados (pan, arroz, pasta alimenticia, maíz, etc.), las legumbres (guisantes, habas, garbanzos, lentejas, judías) y las patatas. La función de estos alimentos, cuyo contenido mayoritario son los hidratos de carbono complejos, es eminentemente energética: aportan "gasolina" a nuestro cuerpo. Deberían estar representados en todas las comidas, ya que deben aportar un poco más de la mitad de la energía diaria de la alimentación y se recomiendan de 4 a 6 raciones al día.

En la base de esta pirámide también encontramos el **agua**, esencial. Aunque dedicaremos un capítulo entero a la hidratación, hay que apuntar que deberíamos beber entre 6 y 8 vasos diarios de agua.

El siguiente "escalón" de la pirámide está representado por el grupo de las **frutas** y las **verduras**.

Se recomiendan un mínimo de 5 raciones diarias: 3 raciones de fruta y 2 de verdura. Lo ideal sería que una de las raciones de verdura fuera cocida y la otra cruda, y que una de las frutas fuera un cítrico. Este grupo nos aporta sobre todo vitaminas, minerales y fibra, esenciales por sus funciones reguladoras en el organismo. Su consumo variado asegura un aporte nutricional más completo, dada la variabilidad en su contenido vitamínico.

El contenido en azúcar de las frutas es muy variable, oscila entre el 6,5% de los melocotones y el 20% de los plátanos

En el mismo nivel encontramos el grupo de las **grasas**. Poseen un valor energético importante y contienen ácidos grasos esenciales y vitaminas liposolubles. En este grupo la grasa culinaria de elección es el **aceite de oliva**, con propiedades de resistencia al calor que lo hacen ideal para cocinar y con una composición en ácidos grasos "saludables" que indican su uso como aliño.

Los **frutos oleaginosos** podrían incluirse en este grupo por su contenido en ácidos grasos. Tienen también cantidades no despreciables de proteínas, hidratos de carbono, sales minerales, vitaminas y oligoelementos. Son alimentos de alta densidad energética y nutricional.

El grupo de los **lácteos** incluye la leche, los quesos, los yogures y el resto de derivados lácteos. Este grupo es una fuente primordial de calcio y es fundamental para el mantenimiento de las estructuras óseas. Su contenido en proteínas de alto valor biológico no es nada despreciable. Se recomiendan de 2 a 4 raciones diarias de este grupo.

Una ración es un vaso de leche, dos yogures comerciales o unos 40 g de queso semicurado.

Los lácteos descremados nos aportan el calcio necesario sin el aporte de grasa de origen animal.

En los quesos, el porcentaje de humedad está relacionado con el aporte del resto de nutrientes: su contenido en proteínas, calcio y sodio puede ser parecido al de la leche en el caso de los quesos frescos, o muy superior en el caso de los quesos curados.

No debe olvidarse que los postres lácteos contienen una cantidad considerable de azúcar.

Otro elemento a tener en cuenta es la función probiótica de los yogures: su contenido en microorganismos vivos tiene un efecto regulador de la flora intestinal.

La **carne** (tanto roja, recomendable magra, como blanca), el **pescado** y el marisco y los **huevos** son los alimentos que nos aportan las proteínas de origen animal, de alto valor biológico. Para la síntesis de la proteína corporal son necesarios veinte aminoácidos, de los cuales nueve son esenciales, es decir, deben ser aportados por la dieta porque el organismo no es capaz de sintetizarlos. Cuando una proteína contiene todos los aminoácidos esenciales en la proporción óptima se la denomina *de alta calidad* o *de alto valor biológico*. Además, nos aportan hierro altamente biodisponible, vitaminas del grupo B, minerales y oligoelementos. Es preferible primar el consumo de los más magros para evitar un exceso de grasas saturadas.

Las **legumbres** y, en menor medida, los frutos secos pertenecen también a este grupo. Su contenido en proteínas puede ser incluso porcentualmente superior al de otros alimentos de este grupo. Sin embargo, son proteínas de origen vegetal con un valor biológico menor. Es decir, contienen algún aminoácido esencial en baja proporción (aminoácido limitante). Si las combinamos con otros alimentos con proteínas vegetales complementarias, podemos aumentar el valor proteico; por ejemplo: legumbres con cereales o cereales con frutos oleaginosos.

Contribuyen sobre todo a mantener las estructuras musculares, es decir, tienen un papel estructural. Dos raciones diarias de alimentos de este grupo son las recomendadas.

En el vértice de la pirámide encontramos los llamados *alimentos complementarios*. Las **carnes rojas grasas** y los **embutidos** son alimentos muy ricos en grasas saturadas, colesterol y sodio, el consumo de los cuales se recomienda que sea moderado. Deberían ser alimentos de consumo esporádico.

Además, su ingesta frecuente suele ir en detrimento de alimentos de mayor calidad nutricional, como son las verduras y las frutas.

La mantequilla y margarina, la bollería y pastelería, el chocolate, el *fast food*, las patatas fritas y las bebidas refrescantes se deben reservar para ocasiones especiales.

Respecto al **alcohol** (vino o cerveza), su consumo en adultos es opcional y, en cualquier caso, debe ser moderado. La moderación en este sentido implica una copita de vino o una cerveza en la comida y otra en la cena. Las bebidas destiladas contienen mayores cantidades de alcohol, y por lo tanto muchas "calorías vacías" (que no aportan ningún nutriente fundamental).

Dieta mediterránea

Los beneficios que se derivan de seguir una dieta mediterránea proceden, básicamente, de la adecuada combinación de los alimentos y, por tanto, de los nutrientes en ellos contenidos.

La dieta mediterránea implica un bajo aporte de ácidos grasos saturados, colesterol y ácidos grasos de tipo trans versus un alto aporte en ácidos grasos monoinsaturados, presentes en el aceite de oliva. Éste ayuda a controlar las concentraciones de colesterol plasmático y proporciona efectos beneficiosos en la prevención de enfermedades cardiovasculares. De igual manera, el consumo habitual de pescado, especialmente el pescado azul, aporta ácidos grasos poliinsaturados omega-3 que también contribuyen en la prevención de enfermedades cardiovasculares.

El consumo abundante de alimentos de origen vegetal (frutas y verduras frescas, hortalizas, legumbres) supone un aporte importante de antioxidantes y de fibra.

Finalmente, el consumo moderado de vino puede aportar antioxidantes que parecen tener un efecto cardioprotector, a pesar de que las recomendaciones en este sentido insisten en la moderación.

¿Cómo podemos hacer una dieta equilibrada?

El secreto de una dieta equilibrada está en la variedad. Esta variedad será capaz de cubrir las necesidades nutricionales más fácilmente que una alimentación restrictiva. La diversidad de alimentos permite compensar la posible insuficiencia de un nutriente concreto y hace difícil los excesos. Respetar ese equilibrio nutricional puede ser incluso más importante que satisfacer el valor absoluto de un nutriente.

Esta variedad debe reflejarse tanto en los alimentos como en su preparación, ya que las formas de cocción son un factor importante para alcanzar el deseado equilibrio alimentario. Tener una alimentación saludable significa algo más que seleccionar los alimentos adecuados: implica también prepararlos de manera saludable.

Las técnicas culinarias más aconsejables son las de cocción con agua (hervido, vapor, escalfado), ya que suponen siempre un menor aporte de grasas. También las preparaciones al horno (tradicional o microondas), la papillote, la plancha o el *wok* necesitan un reducido aporte de grasa añadida. La fritura y los guisos requieren un mayor aporte graso, pero con una técnica correcta éste puede reducirse mucho. Lo recomendable es utilizar siempre aceite de oliva como grasa de adición, ya que resiste mucho mejor las altas temperaturas. Al freír los alimentos, el aceite debe estar bien caliente, debemos escurrirlos bien y dejarlos reposar en papel de celulosa para que éste absorba el exceso de grasa.

Atención a los aliños, salsas, cremas de leche y otros condimentos grasos que pueden disparar el contenido calórico de un plato.

En conclusión, una "alimentación saludable" suma los conceptos de:

- *Suficiencia* en energía y nutrientes.

- *Variedad*, asegurando los aportes de macro y micronutrientes.

- *Equilibrio* en las proporciones recomendadas.

- *Adecuación* a las características de estilo de vida de cada individuo.

Además, deberíamos añadir que debe ser agradable y capaz de proporcionar placer, sin perder de vista la dimensión social de la alimentación y los factores culturales e individuales que le afectan.

Pautas nutricionales (FAO/OMS)

• Asegurar un consumo mínimo de hidratos de carbono del 55% del aporte energético total. De éstos, los azúcares simples deben representar menos del 10% del aporte energético total.

• Consumir de forma habitual verduras, hortalizas, frutas, legumbres y cereales completos.

• Reducir la ingesta de azúcar de adición y de los alimentos que lo contengan.

• Controlar el aporte de grasas, que no deben representar más del 30% del aporte calórico total. De ellas, menos del 10% debe ser aportado por los ácidos grasos saturados, y los ácidos grasos poliinsaturados deben representar entre un 3% y un 7%.

• Limitar el aporte de calorías en forma de proteínas al 15%, lo que representaría una ingesta de unos 0,8 g/kg de peso corporal.

• Disminuir el aporte de carne roja y aumentar el de pescado y carne de ave.

• Procurar una ingesta de fibra alimentaria de unos 27-40 g/día.

• No consumir más de 6 g de sal al día.

• Hidratarse correctamente. Consumo suficiente de agua, como mínimo de 1-1,5 l/día.

Equilibrio diario

Nos queda conocer cómo deberíamos repartir las raciones recomendadas de los diferentes grupos de alimentos a lo largo del día.

No debemos olvidar que es importante la adaptación individual (según la talla, el peso, la edad, el nivel y el horario de la actividad física, las aversiones y preferencias personales, así como las intolerancias) y los factores culturales, étnicos, de religión o de región de origen.

El equilibrio nutricional está basado en los menús diarios, y se completa con el equilibrio de los menús semanales para asegurar el aporte nutricional completo, sobre todo en micronutrientes.

En cuanto al ritmo de las comidas, es conveniente realizar de 4 a 5 comidas a lo largo del día para repartir mejor el aporte energético y de nutrientes y llegar con menor sensación de hambre a las comidas principales. Hay que evitar realizar ingestas demasiado copiosas. Es importante fraccionar la ingesta y distribuir la energía entre las distintas tomas. La distribución energética de un día debería quedar aproximadamente del siguiente modo: desayuno (15-25%), comida (25-35%), merienda (10-15%) y cena (25-35%). Evidentemente, debemos ajustar el número y el horario de las ingestas a las circunstancias de cada deportista.

Es importante tener en cuenta el horario del entrenamiento, intentando siempre tomar algún alimento unas dos horas antes del mismo y al finalizar el esfuerzo.

Ejemplo de menú diario

Desayuno: 1 R lácteos + 1 R féculas + 1/2 R grasas + 1 R fruta.

Media mañana: 1/2 R lácteos + 1 R féculas.

Comida: 1 R verdura + 1 R carne, pescado o huevos + 2 R féculas + 1 R grasas + 1 R fruta.

Merienda: 1/2 R lácteos + 1 R fruta.

Cena: 1 R verdura + 1 R féculas + 1R carne, pescado o huevos + 1 R grasas + 1 R lácteos.

Total: 3 R lácteos + 2 R alimentos proteicos + 2 R verdura + 3 R fruta + 5 R féculas + 3-5 R grasas.

2. NUTRIENTES FUNDAMENTALES EN LA DIETA DEL CORREDOR

Cuando vamos a la gasolinera, sobre todo ahora que nos servimos nosotros mismos, encontramos cada vez mayor variedad de combustibles, y en el futuro probablemente encontraremos más: biodiésel, hidrógeno, cargador de baterías eléctricas... ¡uf! Por eso, aun sin ser ingenieros, debemos saber cuál es el que más conviene para optimizar el rendimiento de nuestro motor. Es más, una elección equivocada podría hasta dañarlo. Tener algunos conocimientos básicos respecto a la composición y el manejo de los nutrientes que contienen los alimentos, nuestro "combustible" natural, puede ser de gran ayuda para nuestra práctica deportiva y para que no haya *road runner* que se nos resista.

ALIMENTACIÓN, SALUD Y ACTIVIDAD FÍSICA

Alimentación sana y equilibrada + ejercicio físico = salud

Ésta es una ecuación válida para todos y de especial importancia para el deportista, ya que resume la base de su bienestar físico, así como la de su rendimiento.

Está claro que el sedentarismo es el factor de riesgo asociado a los hábitos de vida actuales de mayor repercusión sobre la salud. Un peso saludable, una buena capacidad cardiorrespiratoria, fuerza, resistencia muscular y flexibilidad influyen positivamente en el menor riesgo de enfermedades.

Los hábitos saludables en cuanto a nutrición y actividad física pueden aportar beneficios para la salud por separado; sin embargo, estos beneficios se optimizan cuando se actúa de una manera conjunta.

Está demostrado que cuando un individuo inicia un programa de actividad física está más predispuesto a hacer cambios saludables en su dieta. Y al revés, una alimentación sana y equilibrada facilita la realización de un ejercicio físico saludable.

Las necesidades básicas del corredor son las mismas que las de la población en general. Es decir, que las recomendaciones de alimentación equilibrada realizadas hasta el momento sirven igual para los corredores no profesionales. Pero, además de asegurar un buen estado de salud, su alimentación tiene dos objetivos diferenciados:

- Optimizar el rendimiento.

- Ayudar a la recuperación lo antes posible después del ejercicio.

Es importante tener en cuenta que no solamente podemos hablar de una cuestión puramente cuantitativa, como el gasto energético o las necesidades específicas de nutrientes. El ejercicio físico provoca una serie de cambios en el organismo, a nivel hormonal principalmente, que condicionan muchos de los aspectos relacionados con la nutrición, como por ejemplo el apetito y la saciedad, la movilización y la oxidación mayor o menor de grasa o la capacidad anabólica. De la misma manera, se produce el efecto inverso. La dieta condiciona una respuesta hormonal diferente según la cantidad, la composición o el momento de ingerir los alimentos, y esta respuesta hormonal influye en gran medida en el rendimiento durante el ejercicio.

Es por este motivo que la teoría debe relativizarse y contextualizarse, y que es importante individualizar las recomendaciones generales. Existe un consenso sobre la orientación del consumo cotidiano: dicho consumo debe ser perfectamente equilibrado para mantener el peso ideal.

Necesidades energéticas

La "gasolina" necesaria para el ejercicio físico proviene de la combustión a nivel de las mitocondrias de las células musculares. Estos nutrientes se obtienen a través de la dieta, y la ingesta energética debe ser suficiente.

Existen diferentes factores que influyen en el tipo de "combustible" o substrato energético empleado por el músculo durante el ejercicio físico. La intensidad y la duración del ejercicio son los más importantes. En el ejercicio de mayor intensidad, la glucosa es el combustible de elección. Cuanto mayor es la duración del esfuerzo, las grasas adquieren mayor protagonismo. También el grado de entrenamiento, los factores ambientales y la dieta previa influyen en el tipo de carburante que el organismo utiliza.

En actividades de gran intensidad y poca duración (pocos segundos) del músculo, los hidratos de carbono suministran el 95% de la energía (vía de glucólisis anaeróbica). En estos casos, como posible efecto secundario suele acumularse ácido láctico, y la fatiga aparece de forma temprana (provoca las temibles agujetas). Cuanto más se prolonga el tiempo del ejercicio y en intensidades menores, las grasas ganan en protagonismo como principal fuente de energía. Los diferentes sistemas energéticos funcionan como uno, aportando energía de forma continuada y con capacidad de alternarse, pero con predominio de uno de ellos sobre el resto. En este sentido, el efecto del entrenamiento facilita la posibilidad de utilización de la grasa como combustible.

La glucosa es el carburante de elección. La obtenemos a partir de la digestión de los hidratos de carbono. Se almacena en forma de glucógeno en hígado y músculos. En los músculos es metabolizada para producir energía. Sin embargo, la capacidad de almacenar glucosa es limitada y la glucosa sanguínea no puede mantener el ejercicio intenso por mucho tiempo. En intensidades altas de ejercicio, el glucógeno muscular es la principal fuente de energía.

Los ácidos grasos, almacenados en forma de grasa, son también una fuente importante de energía para el músculo. Durante el ejercicio prolongado aumenta la liberación de estos ácidos grasos, así como su captación por el músculo. En intensidades bajas de ejercicio (hasta 65% de VO_2 máxima) el carburante principal es la grasa. Pero en los primeros minutos de este tipo de ejercicio esto no es posible, ya que es necesario un tiempo para movilizar las grasas desde sus depósitos y llevarlas a las células musculares. Mientras, el músculo utiliza los depósitos de glucógeno (que se vacían después de unos 80 a 120 minutos de ejercicio). A medida que se van vaciando estos depósitos, la proporción de grasas como fuente de energía va aumentando progresivamente hasta llegar a representar un 80% del total de la energía producida.

Al organismo no le interesa emplear las reservas de proteína muscular con fines energéticos, y las reservas de grasa, aunque potencialmente pueden suministrar energía para esfuerzos de una gran duración, tienen limitaciones importantes: movilización, transporte y entrada en la célula muscular.

El apetito no es un buen indicador de los requerimientos energéticos. Curiosamente, se observa una disminución del apetito cuando aumenta el ejercicio físico. Debemos estar alerta respecto a la posible baja ingesta energética, ya que ésta se asocia a una disminución en el rendimiento, a pérdidas de masa muscular y ósea, a mayor riesgo de lesiones y de enfermedad y a la fatiga.

Las necesidades energéticas del deportista variarán ampliamente en función de la genética, la edad, el sexo, el peso corporal, la masa muscular, las condiciones ambientales y el tipo de ejercicio físico. De modo orientativo, se proponen unas 50 kcal por kg de peso y día para deportistas que entrenen durante más de 80-90 minutos al día.

Para calcular los requerimientos energéticos estimados (REE), el Institute of Medicine de la National Academy of Sciences ha desarrollado una fórmula que correlaciona la edad (en años), el peso (en kg), la talla (en m) y el llamado *coeficiente de actividad física* (CAF).

El CAF estima cuatro niveles de actividad:

1. *Sedentarismo:* poca o ninguna actividad (Hombres = 1; mujeres = 1).

2. *Poco activo:* ejercicio suave de 1 a 3 días a la semana (Hombres = 1,11; mujeres = 1,12).

3. *Activo:* de ejercicio moderado de 3 a 5 días a la semana a deporte de 6 a 7 días a la semana (Hombres = 1,25; mujeres = 1,27).

4. *Muy activo:* deporte diariamente junto a actividad laboral que requiera esfuerzos físicos. (Hombres = 1,48; mujeres = 1,45).

Hombres (más de 19 años)
REE = 662 – 9,53 x edad + (CAF x (15,91 x peso + 539,6 x talla))

Mujeres (más de 19 años)
REE = 354 – 6,91 x edad + (CAF x (9,361 x peso + 726 x talla))

Otra manera de expresar el coste energético son los MET. Un MET equivale a un gasto energético de 1 kcal/kg de peso/h (o un consumo de 3,5 ml de O_2/kg de peso/min). Existen tablas de MET que valoran el gasto en MET de diferentes actividades.

A *grosso modo*:

- Dormir: 0,9 MET

- Estar despierto sin hacer nada: 1 MET

- Ejercicio de intensidad baja: 1,5 MET

- Ejercicio de intensidad moderada: 4,5 MET

- Ejercicio de intensidad alta: 6 MET

- Ejercicio de intensidad muy alta: 10 MET

Aunque se hablará de ello más detenidamente en otros capítulos, es importante saber que lo que ingerimos antes de la actividad física influye en el rendimiento posterior. Hay una serie de premisas que conviene tener en cuenta:

- Hacer ejercicio en ayunas favorece la utilización de ácidos grasos, pero limita el rendimiento en esfuerzos intensos.

- El tiempo de digestión varía mucho de unos alimentos a otros.

- Podemos aumentar el aporte de hidratos de carbono durante el esfuerzo para optimizar el rendimiento.

- La reposición de los depósitos después de un esfuerzo es más eficaz que en otros momentos.

NECESIDADES PROTEICAS

El depósito de aminoácidos (los componentes de las proteínas) en el organismo es muy reducido, de aquí que cuando el organismo "quema" proteínas para proporcionar energía lo hace a partir de las proteínas del músculo.

Es muy importante que el aporte de energía total sea el adecuado, ya que, en caso contrario, las proteínas se derivarán a la producción de energía y consumiremos masa muscular, lo cual no interesa.

Muchos atletas y entrenadores siguen pensando que es esencial ingerir proteína extra para aumentar el rendimiento, pero la realidad es que la mayoría realizan ingestas proteicas superiores a las que necesitan. Un exceso de proteínas en la alimentación puede ocasionar una acumulación de desechos tóxicos perjudiciales para la buena forma del deportista. Algunos autores defienden que las dietas con exceso de proteínas se asocian a un déficit de vitaminas y minerales y a un aumento del riesgo cardíaco, renal, óseo y hepático.

Existen discrepancias en cuanto a las necesidades proteicas recomendadas. Algunos indican recomendaciones diferenciadas para deportes de resistencia (1,2 a 1,4 g de proteína/kg peso/día) y deportes de fuerza (1,6-1,7 g proteína/kg peso/día).

Otros sostienen que las recomendaciones, sea para un tipo u otro de deporte, no difieren de las del resto de la población adulta (0,8 g/ proteína/día). Parece ser que ésta sería la corriente más aceptada y que los 0,8 g de proteínas por quilo de peso y día serían la referencia para todos los individuos adultos sanos independientemente del grado de actividad física que realicen.

Estas necesidades son cubiertas ampliamente por la ingesta razonable de carne, huevos, pescado, productos lácteos, legumbres y cereales.

Necesidades lipídicas

Las grasas representan el mayor depósito de carburante del organismo, ya que pueden almacenarse de forma "ilimitada". Como ya hemos dicho, su importancia como combustible aumenta a medida que disminuye la intensidad del ejercicio y aumenta la duración del mismo.

El entrenamiento aumenta la capacidad del músculo esquelético para utilizar las grasas como gasolina. Esto permite un ahorro para los depósitos de glucógeno, lo cual permite desplazar el punto de agotamiento en las carreras de larga distancia.

Sin embargo, la utilización de ácidos grasos como fuente de energía como máximo puede ser de un 50-60% de la energía total. Eso significa que, si se realiza un gasto energético por hora de unas 600 kcal, unas 300 procederán de las grasas (significa unos 40 g de tejido adiposo). La respuesta hormonal después del ejercicio que provoca un aumento en la oxidación de esas grasas durante la recuperación hace que aumente este total.

Aparte de su función energética, los lípidos son necesarios para la realización de importantes funciones en el organismo, aportan ácidos grasos esenciales (que no puede sintetizar el organismo) y vitaminas liposolubles. Además, tienen una función de protección mecánica frente al impacto (por ejemplo, los lípidos de la planta del pie) y contribuyen al aislamiento térmico. Sin embargo, los efectos negativos de las dietas ricas en grasa son bien conocidos.

Es recomendable que el deportista tenga una dieta en que las grasas no superen el 30% del aporte energético total, baja en grasas saturadas (menos del 10% de la ingesta de grasas total), baja en grasas hidrogenadas y que priorice la ingesta de grasas monoinsaturadas, es decir, el aceite de oliva. En definitiva, las mismas recomendaciones que para la población general.

Necesidades de hidratos de carbono

Los especialistas en nutrición deportiva consideran que entre un 50% y un 70% de la ingesta calórica diaria de un deportista debe proceder de los carbohidratos, el combustible que garantiza el buen funcionamiento de su motor.

Ya hemos visto que el contenido de glucógeno muscular es un factor limitante. La capacidad de realizar un ejercicio físico prolongado moderado o intenso depende de los niveles iniciales de glucógeno en los músculos, de ahí la importancia de una dieta adecuada, con hidratos de carbono en la cantidad suficiente.

También sabemos que la captación y utilización de la glucosa por el músculo, aparte del aporte de carbohidratos por la ingesta, depende del estado de este músculo.

Los estudios reflejan que los deportistas tienen una dieta insuficiente en hidratos de carbono para cubrir sus necesidades energéticas. Si los depósitos de glucógeno están disminuidos, la capacidad para realizar ejercicio se halla disminuida. El glucógeno hepático suministra glucosa a todas las células del cuerpo y se va agotando en los períodos de ayuno, como por la noche. Por eso se aconseja tomar algo de hidratos de carbono por la mañana, con el desayuno, para reponerlo.

La falta de hidratos puede conducir a una fatiga muscular crónica en el deportista, igual que la falta de descanso entre los entrenamientos. La mejor forma de optimizar un nivel de glucógeno muscular reside en una dieta rica en carbohidratos y un reposo adecuado.

Si se agotan las reservas de hidratos de carbono aparece la llamada *pájara, pared* o *muro*. Es relativamente habitual en esfuerzos de larga duración a partir de la hora y media, o antes en situaciones de esfuerzos más intensos, o si no se han llenado adecuadamente los depósitos de glucógeno. Estas reservas tienden a agotarse más rápidamente por efecto del cortisol, una hormona que se secreta de manera aumentada en respuesta al ejercicio intenso y como respuesta a la hipoglucemia. Como estrategia nutricional para modular esta respuesta, se recomienda fraccionar la dieta, evitar ayunos de más de tres horas y consumir cantidades adecuadas de hidratos de carbono.

Las cantidades necesarias de hidratos de carbono están en función de los esfuerzos que se deben realizar cotidianamente. En general, se aconseja ingerir entre 6 y 10 g de hidratos de carbono por kg de peso y día. Estas recomendaciones podrían aumentar hasta 12 g/kg peso/día en programas de ejercicio extremadamente intensos. De éstos, mejor que la mayoría sean hidratos de carbono complejos o de absorción lenta (cereales, arroz, pan, pasta, patata, legumbres), ya que ayudan a mantener de forma más constante los niveles de glucosa sanguínea, además de ser más beneficiosos para la salud que los azúcares simples (miel, azúcar, mermelada o fruta).

Necesidades vitamínicas

Las vitaminas y los minerales participan en funciones muy importantes: intervienen en el proceso de producción de energía, en la síntesis de hemoglobina, en el mantenimiento óseo, en la inmunidad, en la protección del daño oxidativo de los tejidos y en la construcción y reparación de los músculos tras el ejercicio.

Es cierto que determinadas deficiencias vitamínicas pueden hacer disminuir el rendimiento deportivo e interferir en el funcionamiento normal del organismo, sobre todo con los procesos relacionados con la obtención de energía. Pero la mayoría de estudios defiende que una dieta equilibrada y variada garantiza este aporte, aunque existe una minoría que cree que los suplementos vitamínicos son esenciales.

No se han hallado evidencias de que los atletas necesiten diferentes cantidades de vitaminas y minerales que el resto de la población. Algo parecido sucede con los antioxidantes. Pese a que el riesgo de oxidación es mayor en deportistas, el ejercicio habitual aumenta el sistema antioxidante endógeno, por lo que no parece necesario aumentar el aporte de antioxidantes exógenos si la dieta es equilibrada.

En cualquier caso, sí parece claro que los posibles efectos beneficiosos de una suplementación vitamínica deberían medirse a largo plazo y que no poseen efectos "instantáneos". Así mismo, la ingesta indiscriminada de compuestos ricos en minerales y vitaminas no solamente no ocasiona un aumento del rendimiento deportivo, sino que puede presentar efectos negativos relacionados con alteraciones en el equilibrio hidroelectrolítico.

Las recomendaciones son iguales que para la población general: atención con la restricción de la ingesta energética, con la práctica de ciertos métodos para pérdidas de peso contundentes y con la eliminación de grupos de alimentos de la dieta habitual. Una alimentación rica en frutas, hortalizas y verduras, con una ingesta adecuada de lípidos y baja en azúcares simples garantiza un buen estado vitamínico y mineral.

Vitamina A. La principal misión de esta vitamina es la de mantener un sistema visual óptimo, pero también está involucrada en la síntesis de glucógeno y en la formación de proteínas musculares. En la práctica, no se ha demostrado ninguna ventaja en su suplementación. La encontramos sobre todo en el hígado, los aceites de hígado de pescado, la leche entera, la mantequilla, la yema de huevo y los quesos grasos. El betacaroteno es una provitamina A y se encuentra en las verduras y en las frutas de color verde fuerte, naranja o rojo (zanahoria, albaricoque, bayas y frutos rojos).

Vitamina B1 o tiamina. Juega un papel importante en varias reacciones químicas celulares, entre ellas el metabolismo de los hidratos de carbono, el funcionamiento del sistema nervioso y la formación de hemoglobina. Diferentes estudios indican que sus necesidades pueden estar aumentadas durante el ejercicio. Su déficit puede provocar fatiga, falta de ambición, irritabilidad y anorexia. Las principales fuentes son la levadura de cerveza, los cereales integrales, las legumbres, los frutos secos, la yema de huevo, el hígado, la carne de cerdo, la leche y los quesos azules.

Vitamina B2 o riboflavina. Tiene un papel importante en las reacciones oxidativas de la mitocondria. Su déficit debe tenerse en cuenta en los vegetarianos si evitan derivados lácticos y fuentes de proteína animal. Se ha observado necesidades aumentadas en sujetos que realizan regularmente mucha actividad física. La encontramos en el hígado, el trigo, los frutos secos, el queso, la carne, el pescado y los huevos.

Vitamina B3 o niacina. Forma parte de dos enzimas importantes relacionadas con la glucólisis, la síntesis de grasas y los mecanismos de respiración intracelulares. Es difícil establecer sus necesidades, ya que puede ser sintetizada por el cuerpo humano a partir de un aminoácido (triptófano). Abundante en las levaduras, el hígado, los frutos secos, la carne y el pescado. Las bacterias intestinales la producen a partir de la transformación del triptófano alimentario.

Vitamina B5 o ácido pantoténico. Forma parte del coenzima A, relacionado con la oxidación y la síntesis de los ácidos grasos. Su fuente natural más rica es la jalea real. Sus deficiencias son raras.

Vitamina B6 o piridoxina. Incluye tres sustancias (piridoxina, piridoxal y piridoxamina) que constituyen un componente vinculado a numerosos enzimas relacionados con la formación de hemoglobina, mioglobina y citocromos. Ningún estudio ha relacionado la suplementación de B6 con una mejoría del rendimiento físico. Las fuentes alimentarias son muy numerosas y son las mismas que para todas las vitaminas del grupo B (debemos tener en cuenta que la asimilación de las vitaminas B de los alimentos de origen animal es mucho mejor que la de los alimentos de origen vegetal): levaduras, hígado animal, germen de trigo y cereales completos, así como carne y pescado.

Vitamina B9 o ácido fólico. Teóricamente, su déficit puede producir anemia y disminuir el rendimiento aeróbico durante el ejercicio. Presencia abundante en las hojas oscuras de los vegetales (sobre todo crudas), pero también en el hígado animal.

Vitamina B12 o cianocobalamina. Desempeña múltiples funciones, y su carencia se manifiesta por una astenia general. Puede almacenarse en el hígado en cantidades suficientes para satisfacer las necesidades durante tres años. Suministrada esencialmente por la carne bovina y los productos lácteos.

Vitamina C. Su suplementación se ha recomendado en deportistas para ayudar en la recuperación, facilitar el aporte de oxígeno a los tejidos y ayudar a la absorción de hierro. Los estudios sobre su importancia en el rendimiento deportivo discrepan. En general, la impresión es que no mejora el rendimiento deportivo; sin embargo, algunos sugieren que sus necesidades se hallan aumentadas en algunos atletas a causa de los pequeños traumatismos a que son sometidos, que provocan pequeñas lesiones en las fibras musculares. Está muy extendida en la naturaleza: se encuentra en abundancia en las partes pigmentadas de las verduras y frutas (hojas verdes, bayas rojas, frutas ácidas, tomate o patatas nuevas).

Vitamina E. Vitamina liposoluble que actúa como antioxidante e impide la formación de peróxidos a partir de los ácidos grasos poliinsaturados de membrana. La falta de vitamina E en animales produce una degeneración muscular; sin embargo, la suplementación parece no poseer efectos sobre el rendimiento deportivo (con excepciones puntuales). Sus necesidades están aumentadas si el consumo de ácidos grasos poliinsaturados es muy alto. Sus principales fuentes son el germen de cereales, los aceites de gérmenes, las verduras verdes, los granos oleaginosos y sus aceites.

Vitamina D. Su papel principal reside en la regulación del calcio óseo. Parece ser que también aumenta la fuerza muscular. Su síntesis está catalizada por la exposición de la piel a la luz solar, por lo que la mayoría de nuestros requerimientos están cubiertos. Las principales fuentes alimentarias son la leche de vaca, la mantequilla, los huevos, el hígado y los pescados grasos.

NECESIDADES DE MINERALES

Zinc. Es importante para la actividad de algunos enzimas involucrados en el metabolismo energético y, por lo tanto, su déficit podría afectar negativamente al rendimiento deportivo. Por otra parte, parece ser que sus necesidades se ven aumentadas, sobre todo, en corredores de fondo. La causa podría ser una ingesta deficitaria o un aumento de las pérdidas por sudor y por pérdida de proteínas por la orina. Los alimentos más ricos en zinc son las ostras, el pescado, la carne y las aves.

Hierro. Suele haber aumento de las pérdidas por microhematuria, relativamente normal en atletas. Evidentemente, estas pérdidas son mucho mayores en mujeres en edad fértil debido a la menstruación. Parece ser que el déficit de hierro es mucho más frecuente en corredores que en otros deportistas. No existe, sin embargo, evidencia de que un déficit de hierro sin anemia produzca síntomas y una disminución del rendimiento físico. La práctica de una suplementación indiscriminada de hierro está desaconsejada, ya que se observa una asociación entre depósitos de hierro elevados y un aumento del riesgo de cáncer, y, por otro lado, el hierro interacciona con otros minerales, como el zinc y el cobre. Como recomendación, la ingesta de alimentos ricos en hierro, como la carne roja o el marisco, junto con alimentos ricos en vitamina C (que favorece su absorción), como pimientos, cítricos o kiwi, debería bastar para cubrir los requerimientos si no existe anemia ferropénica.

Calcio. El 99% del calcio se encuentra en los huesos. El calcio plasmático interviene en el latido cardíaco, la función del sistema nervioso y la contracción muscular, y colabora en la función de numerosos enzimas, la secreción hormonal y la coagulación sanguínea. Si este calcio circulante "falla", el organismo recurre al almacén óseo para mantener sus niveles en sangre. Actualmente se cree que las reservas cálcicas se forman fundamentalmente en la adolescencia y la juventud. Esta fijación del calcio se favorece mediante la práctica del deporte. La interacción entre una ingesta adecuada de calcio y el ejercicio físico es esencial para la mineralización del esqueleto. Diferentes estudios han demostrado que los deportistas poseen una mayor densidad ósea que los sedentarios. Es importante asegurar el aporte de calcio en la dieta, sobre todo en los casos en que exista intolerancia a los derivados lácteos, principal fuente alimentaria de calcio. En esos casos, las legumbres, las verduras, los frutos secos, los pescados pequeños que se consumen con espina y algunas aguas envasadas pueden ser una fuente importante de calcio.

Magnesio. Las pérdidas de magnesio por sudor son bajas. Sin embargo, el ejercicio intenso y prolongado, sobre todo a temperaturas elevadas, entraña el riesgo de un déficit plasmático de magnesio, con la consiguiente disminución del rendimiento cardíaco y muscular. También diarreas o alteraciones de la función renal podrían favorecer su déficit. Lo encontramos en cereales completos, leguminosas, frutos secos, chocolate, verduras y hortalizas. Si la dieta contiene estos alimentos y no prevemos condiciones extremas, no es necesario suplementarlo.

Cromo. Se ha visto que el ejercicio intenso produce una mayor pérdida de cromo. Su déficit puede alterar la tolerancia del organismo frente a la glucosa y aumentar el riesgo de enfermedades cardiovasculares.

Cobre. Los niveles de cobre en sangre aumentan significativamente con el ejercicio prolongado, y podrían ser debidos a una salida del mismo del hígado y, por lo tanto, a un déficit hepático de cobre. Sin embargo, el exceso de cobre puede ser tóxico, por lo que su suplementación debe ser estrictamente supervisada y personalizada.

Sodio y potasio. La pérdida de sodio, y en menor medida de potasio, a través del sudor en los deportes de larga duración aumenta con temperaturas muy elevadas. Algunos autores creen que los niveles de sodio y potasio se deben reponer para mantener una distribución adecuada de electrolitos en los distintos compartimentos. Sin embargo, existe muy poca evidencia sobre el efecto favorable de esta reposición, y su concentración aumenta en el plasma durante el ejercicio sin reposición de líquidos. De hecho, los riñones se encargan de mantener el equilibrio de sodio y potasio, de manera que el balance se mantiene si el atleta consume una dieta normal. Sin embargo, se han descrito casos de hiponatremia, sobre todo en pruebas de larga duración.

El objetivo es cubrir las pérdidas extras que se produzcan, sobre todo en carreras de resistencia. En principio, debemos asegurarnos de no beber líquido sin una cantidad de sal adecuada (agua del grifo, té, refrescos, etc.), ya que ésta puede ocasionar mayor pérdida de electrolitos y, como consecuencia, calambres musculares. Además, el cloruro sódico aumenta el sabor y ayuda a beber mayor cantidad de líquido, éste sí absolutamente necesario.

En el pasado, muchos técnicos y deportistas creían que no era necesario hidratarse durante la actividad física, pero aprobaban el consumo de pastillas de sal. Esta actitud, que fue muy extendida en el ámbito deportivo durante muchos años, provocó que los problemas de hipernatremia fueran frecuentes.

La hiponatremia durante los ejercicios de larga duración no es frecuente, ya que, durante la actividad, la pérdida de agua por la producción de sudor estimula las hormonas que actúan sobre la función renal, que disminuyen el volumen urinario y la pérdida de sal.

Parece ser que la cantidad de sal mínima que debe ser consumida por un deportista corresponde a un valor proporcional al consumo calórico, de manera que por cada 1.000 kcal de alimento ingerido se recomienda un consumo mínimo de 1.000 mg de sal.

Estos valores se obtienen fácilmente a través de la dieta en la mayoría de las personas normales. Sin embargo, para un atleta que tenga una producción de sudor muy intensa se recomienda un aporte ligeramente aumentado.

En resumen: la cantidad de sal durante las comidas debe ser adecuada, y el sodio debe estar presente en las bebidas que los deportistas consumen durante su entrenamiento o en las competiciones.

Por otra parte, una deficiencia de potasio originada por un consumo inadecuado es muy rara en sujetos sanos que tengan una dieta equilibrada, ya que el nivel de ingestión ideal de potasio se obtiene con una dieta variada, incluso en deportistas.

3. ¿QUÉ NECESITO COMER ANTES DE UNA CARRERA?

Con bastante seguridad, aunque dependerá de nuestro carácter, del tipo de competición o de las ilusiones y el esfuerzo que hayamos depositado en ella, los días previos a competir estaremos nerviosos y nos sentiremos angustiados. Es probable que nos ayude a vencer los nervios aplicar la máxima de la psicología deportiva: evitar preocuparnos de todo aquello que no depende de nosotros y que no podemos controlar. Pero, desde luego, entre los factores que podemos controlar está una alimentación adecuada, fundamental para lograr ser más competitivos.

Si somos lo que comemos, para volar convendría comer viento. Pero el viento no puede cubrir las necesidades de nuestro metabolismo. Por eso, durante los días previos a una competición o a una carrera debemos adecuar nuestra dieta. El objetivo es favorecer un aumento en las reservas de glucógeno, lo que permite aumentar el rendimiento, sobre todo en esfuerzos prolongados a intensidades bajas-medias.

La dieta de estos días debe ser más suave en cuanto al contenido de proteínas y grasas. Por el contrario, debe ser más rica en hidratos de carbono, que deben aumentarse paulatinamente hasta llegar a representar el 70-80% del total de energía consumida.

También es muy importante prestar especial atención a la hidratación y evitar el alcohol en lo posible.

Existen diferentes estrategias para lograr aumentar las reservas de glucógeno corporal al máximo, forzándolas:

• Una manera sería haciendo una **dieta hiperglucídica**. Ésta consiste en aumentar la cantidad de hidratos de carbono de la dieta hasta un 70% o más del valor calórico total los días previos a la competición, a la vez que se realiza un descenso importante en la intensidad del entrenamiento.

• Esta misma manera puede hacerse con un **vaciamiento previo de las reservas**. Éste consiste en aumentar mucho la intensidad del entrenamiento del quinto al tercer día antes de la prueba, siguiendo una dieta normal. De esta manera se produce el vaciamiento forzado de las reservas. Seguidamente, a partir del tercer día previo a la prueba, aumentamos los glúcidos de la dieta, es decir, hacemos una dieta hiperglucídica a la vez que realizamos un descenso importante del nivel de entrenamiento. Este método consigue aumentar las reservas de glucógeno al máximo. Es el más recomendable.

• Otro método es el llamado de la **dieta disociada**. Éste consiste en una dieta normal con entrenamiento intenso los días séptimo y sexto previos a la prueba. Con esto se consigue una depleción de las reservas de glucógeno. Los días quinto y cuarto previos seguimos una dieta rica en proteínas y lípidos, mientras normalizamos el nivel de entreno. Del tercer día hasta el día previo, el entrenamiento es muy suave y la dieta es exclusivamente a base de hidratos de carbono.

La **comida antes de la competición** debe ser equilibrada, y se deben evitar las carnes y las grasas saturadas, así como el exceso de condimentación. Además, esta última comida no debe incluir fibra en exceso, alimentos flatulentos o muy grasos ni alimentos nuevos a los que no conocemos cómo reaccionará nuestro cuerpo. Para evitar molestias gastrointestinales, es importante respetar la regla de las 3-4 horas entre la última comida importante y el inicio del ejercicio físico. Pensemos que durante el ejercicio se produce un enlentecimiento del vaciado gástrico.

Para la comida previa al esfuerzo se recomiendan hidratos de carbono de índice glucémico moderado. Los hidratos de carbono de índice glucémico bajo deben consumirse respetando sus tiempos de digestión, que suelen ser lentos, y por lo tanto deben consumirse con suficientes horas de antelación. Así pues, son recomendables alimentos tipo pasta alimenticia hervida, arroz blanco hervido, frutas, etc.

Debemos evitar introducir alimentos nuevos o estrategias alimentarias nuevas antes de una competición. Los alimentos deben ser familiares para el deportista.

Justo antes de la prueba podemos realizar la llamada **ración de espera**. Ésta puede tener diferente composición según las preferencias de cada persona. En cualquier caso, es bueno probarla antes para evitar sorpresas desagradables. Podemos tomar sólo líquidos, aunque se desaconsejan líquidos carbonatados, hasta unos 30 minutos antes del inicio de la prueba. Opciones válidas son simplemente agua o zumos de fruta o de verduras diluidos al 50%. Podemos optar también por alimentos semilíquidos, de fácil digestión, que colaboran en la hidratación y dan sensación de saciedad sin cargar, como por ejemplo purés de verduras, de frutas o de cereales mezclados con yogur. Si consumimos alimentos sólidos, debemos hacerlo en pequeñas cantidades y deben ser elegidos individualmente, ya que es muy importante que sean bien tolerados: fruta, fruta deshidratada, cereales, frutos secos, galletas, etc.

Actualmente existe controversia acerca de la conveniencia de consumir alimentos con alto índice glucémico (por ejemplo, bebidas azucaradas) en la hora - media hora previa al ejercicio. En algunos casos eso provoca una hipoglucemia de rebote con un cuadro de malestar y agotamiento prematuro que es contraproducente. Es recomendable ver cómo reacciona el cuerpo de cada uno, pero, en principio, suele desaconsejarse.

La comida antes de la competición será, por tanto, rica en hidratos de carbono, pobre en grasas, proteínas y fibra, no muy condimentada, compuesta por alimentos conocidos, evitando experimentar con alimentos y platos nuevos. Debe realizarse entre 3 y 4 horas antes de la competición, de manera que sea posible una correcta digestión antes de comenzar el ejercicio.

4. ¿QUÉ NECESITO COMER MIENTRAS CORRO?

Nuestro "motor" agradecerá un aporte extra de combustible del que tal vez dependa el adecuado funcionamiento de nuestro "turboalimentador" personal, que arranque aquellos preciosos segundos que marcan la diferencia al final de la carrera o, si no se trata de competir, que den el confort y la resistencia adecuados para llegar en las mejores condiciones hasta el final del recorrido programado.

Durante la actividad física o la competición, la ingesta o no de alimentos vendrá condicionada, sobre todo, por la tolerancia digestiva individual, el tipo y la duración del ejercicio (no tiene mucho sentido en ejercicios de corta duración) y el reglamento de la prueba (algunos no lo permiten).

Aunque la mayoría de las células de nuestro organismo son capaces de almacenar glucógeno, el hígado es el principal reservorio del cuerpo. Su papel es el suministro continuado de glucosa para mantener niveles normales de azúcar en la sangre. Esto es especialmente importante para los corredores de distancia media-larga.

La síntesis y la degradación de glucógeno son procesos que tienen lugar de manera continuada, y la materia prima suelen ser los carbohidratos de la dieta, que se utilizan a medida que están disponibles. Es por eso que "comer sobre la marcha", literalmente, puede ayudar a los atletas de resistencia. El consumo de hidratos de carbono durante un deporte de más de una hora de duración ayuda a mantener la glucemia y, por tanto, a aumentar el rendimiento. Si el ejercicio es de menor duración, este efecto en la mejora del rendimiento sólo se observa en casos en que las reservas de glucógeno hepático son bajas, como por ejemplo tras el ayuno nocturno.

Si la actividad posibilita un descanso, es aconsejable consumir la llamada **ración de medio tiempo**. Los objetivos principales de ésta son: hidratar, aportar energía a base de hidratos de carbono, aportar sales minerales y alcalinizar, ya que la actividad física provoca una acidosis metabólica.

Es aconsejable consumir pequeñas dosis de alimentos ricos en hidratos de carbono (barritas o geles energéticos) y agua cada 15-20 minutos en ejercicios de más de una hora de duración. Si esperamos a tener sensación de falta de "combustible" y tomamos cantidades excesivas de golpe, el pico de insulina resultante de la ingesta masiva de glucosa puede provocar una hipoglucemia reactiva. Debemos tomar pequeñas dosis a intervalos regulares de tiempo.

Otra opción es la ingesta solamente de líquidos, de 150 a 350 ml cada cuarto de hora, aproximadamente:

• Bebidas especiales con un 4-8% de hidratos de carbono.

• Zumos de fruta, que deben diluirse en dos o tres partes de agua para evitar concentraciones muy elevadas que pueden dar problemas de osmolaridad.

• O, simplemente, agua azucarada: 25g de azúcar en 250 ml de agua.

• Los caldos salados, de verduras o pollo ligeros, son una opción para alternar con los líquidos ricos en azúcares.

En conclusión: durante la realización de carreras de larga duración (más de sesenta minutos), la ingesta debe ser a base de agua e hidratos de carbono, ya que ayudan a retrasar la aparición de la fatiga y mantienen el rendimiento.

En este sentido, las bebidas deportivas son muy adecuadas porque sirven para reemplazar las pérdidas de electrolitos y de líquido que se producen por el sudor y aportan hidratos de carbono de absorción rápida.

5. ¿QUÉ NECESITO COMER DESPUÉS DE UNA CARRERA?

Ahora estás cansado, te has empleado a fondo, tal vez estás satisfecho por el éxito obtenido, por la simple ilusión de participar o por la esperanza y el deseo de hacerlo mejor la próxima vez. Debes recuperarte bien y pronto, pensando en que como puedas correr hoy dependerá, en parte, de lo que comiste después de tu última carrera. Es fundamental para permitir que el siguiente entrenamiento o la siguiente competición se realicen en buenas condiciones.

El cuerpo de un corredor es un modelo de eficiencia. El almacenamiento de energía en el interior de los músculos se realiza en forma de un carbohidrato formado por subunidades de glucosa encadenadas una a la otra: el glucógeno. Los músculos "entrenados" almacenan cantidades cada vez mayores de glucógeno. Por lo tanto, el "octanaje" de las piernas depende del entrenamiento repetido y de una dieta rica en hidratos de carbono.

El glucógeno muscular, agotado después de correr, está listo para ser repuesto tan pronto como los músculos están en reposo. Inmediatamente después del esfuerzo, es recomendable hacer la llamada **ración de recuperación**. Su objetivo es hidratar, alcalinizar y reponer energía y electrolitos.

Para la reposición precoz de los depósitos de glucógeno en el posesfuerzo son ideales los hidratos de carbono con índice glucémico elevado: glucosa, sacarosa, miel, pan blanco, patata asada, arroz blanco hervido, bebidas isotónicas, zumos de fruta naturales, que podemos combinar con leche o yogur (mejor tolerado al ser leche fermentada). Estos azúcares incrementan la respuesta insulínica, de por si baja debida al esfuerzo físico, y con ésta se consigue aumentar la absorción de hidratos de carbono, favorecer la reposición del glucógeno y activar la síntesis proteica.

Existe discusión acerca de si es o no necesario aportar proteína en el posesfuerzo para aumentar la síntesis de glucógeno. En cualquier caso, incluir proteína en este momento aporta los aminoácidos necesarios para reparar la proteína muscular y promueve un perfil hormonal más anabólico, por lo que resulta recomendable.

La **dieta de recuperación,** durante el mismo día de la prueba y el día siguiente, tiene como objetivo hacer una reposición completa de los substratos energéticos gastados, a la vez que hidratarnos. Es aconsejable que sea rica en hidratos de carbono (más de 600 g en las primeras 24 horas), con pocos lípidos, y que éstos sean a base de ácidos grasos insaturados, no muy rica en proteínas, para ayudar a la desintoxicación, y rica en vitaminas hidrosolubles, especialmente del grupo B, para facilitar la regeneración del tejido muscular.

6. HIDRATACIÓN

El planeta azul... lo es por el reflejo de la bella luz de la estratosfera en el agua. Tal vez los míticos corredores Eric Liddell y Harold Abrahams, que inspiraron la oscarizada *Carros de fuego*, puedan verlo mientras corren eternamente en el Universo de los que hicieron historia..., pero como parece que no es todavía nuestro caso, aunque ojalá podamos sumar muchos triunfos en nuestra carrera deportiva, tendremos que conformarnos con conocer el agua desde aquí, donde nos moja y nos compone, y cuyo metabolismo e intercambio van a ser fundamentales para el adecuado funcionamiento de nuestro cuerpo.

¿POR QUÉ ES TAN IMPORTANTE HIDRATARSE?

El agua es esencial para la vida. Es un nutriente acalórico pero fundamental para que el cuerpo humano se mantenga correctamente estructurado y su funcionamiento sea el adecuado.

Una correcta hidratación es importantísima para una buena salud y puede prevenir una serie de enfermedades crónicas. Adquiere especial importancia en deportistas para la prevención de insuficiencia cardiovascular y de hiperpirexia por calor.

El cuerpo tiene una regulación delicada, con un contenido en agua que asciende a dos tercios de su peso. Esta agua supone el 85% de la sangre, el 80% de la masa muscular y el 25% de la masa ósea. Es importante que el cuerpo permanezca hidratado, que mantenga el nivel correcto de agua, para permitir que se produzcan las reacciones químicas vitales y para que los nutrientes se transporten a los órganos y tejidos.

Se pierde agua constantemente al orinar, sudar o incluso al respirar. Por ello, es necesaria su reposición.

La deshidratación es la pérdida dinámica de líquido corporal y tiene un impacto tremendamente negativo sobre el rendimiento físico, mental y, en última instancia, sobre la salud. El cuerpo es muy sensible a la pérdida de agua. Solamente la pérdida del 10% del agua corporal supone un grave riesgo para la salud. Y más en el caso de realizar ejercicio físico. La termorregulación y el equilibrio de líquidos son factores fundamentales en el rendimiento deportivo. Debemos tener en cuenta, además, que hay una mayor pérdida de agua por el sudor al realizar ejercicio.

El agua que se pierde por el sudor variará en función del tamaño corporal, la intensidad del ejercicio, la temperatura, la humedad ambiental y la aclimatación. Algunos sudan más que otros y algunos pierden más sales en el sudor. Debido a esta variación individual, no es posible hacer un cálculo exacto de cuánto se debe beber durante una sesión.

Un buen método para valorar las pérdidas de agua por el sudor durante el ejercicio es la diferencia de peso antes y después del evento deportivo. La pérdida en kg equivale a la pérdida de agua en litros. La situación ideal es aquella en la que el peso no varía. También el aspecto de la orina, que debe ser de color amarillo pálido, puede darnos pistas sobre el estado de hidratación.

EFECTOS DE LA DESHIDRATACIÓN SOBRE EL RENDIMIENTO

Porcentaje de pérdida de peso corporal	Efectos
1%	Umbral de insuficiencia para la termorregulación.
2%	Sed intensa, malestar, pérdida de apetito.
3%	Boca seca, aumento de la hemoconcentración, disminución significativa de la excreción urinaria.
4%	Pérdida del 20-30% de la capacidad de realizar actividad física.
5%	Dolor de cabeza, dificultad para la concentración, impaciencia, apatía.

| 6% | Degradación grave de la regulación de la temperatura. |
| 7% | Riesgo de coma si hace calor o humedad y se continúa el ejercicio. |

NORMAS BÁSICAS DE HIDRATACIÓN

No es fácil aplicar las teorías generales a la práctica, aunque debemos intentarlo. Los atletas, en general, ingieren menos agua de la que deberían. La mayoría de las veces la sensación de sed no es suficiente para asegurar una correcta hidratación. Cuando el corredor empieza a sentir la sensación de sed, en realidad ya está sintiendo síntomas de deshidratación.

Si bien hidratarse apropiadamente es importante para un buen rendimiento, también es necesario evitar el otro extremo, el de una hidratación excesiva. Esto es especialmente importante en las corredoras de bajo peso, quienes no sudan mucho y reponen grandes volúmenes de líquidos (una conducta descrita como *dipsomanía*). Esto puede generar una hiponatremia, la cual, a pesar de ser mucho menos común que una deshidratación, también puede poner en peligro la vida.

Como valor aproximado y teórico, se admite la necesidad de ingerir 1 litro por cada 1.000 kcal consumidas, y es muy importante que ese consumo se lleve a cabo mediante una distribución adecuada.

Normas básicas para ayudar a hidratarse correctamente:

1. Iniciar el ejercicio con un buen estado de hidratación

Antes de un evento o un entrenamiento, deberíamos beber cantidades generosas de agua, especialmente en las 24 horas anteriores a una sesión de ejercicio. Es aconsejable beber de dos a tres vasos (400-600 ml) en las 2-3 horas previas al ejercicio, incluso hasta 20 minutos antes de comenzar el ejercicio.

2. Hidratarse durante todo el tiempo que dure el ejercicio

La hidratación óptima requiere la ingesta de 150 a 350 ml de líquido a intervalos de 15-20 minutos, empezando desde el inicio del ejercicio. Es importante evitar las cantidades grandes de líquido en una sola toma durante la carrera; mejor cantidades pequeñas cada vez.

La velocidad con que los líquidos se vacían desde el estómago hacia el intestino, el vaciamiento gástrico, es muy variable entre una persona y otra. Uno de los factores que aceleran la velocidad de vaciamiento gástrico es el volumen de líquido consumido. Es decir, que a mayor volumen, más rápido se vaciará el estómago. Por lo tanto, aunque se recomiende consumir cantidades pequeñas, podemos entrenar nuestro sistema digestivo a recibir líquidos. Esto se consigue bebiendo volúmenes progresivamente mayores durante los entrenamientos para tolerar la hidratación en las carreras o eventos importantes. La ingesta de una bebida deportiva con una adecuada proporción de carbohidratos ayudará a regular la velocidad de vaciamiento del estómago.

3. Además de agua…

Es aconsejable que, si el ejercicio es intenso y dura más de 1 hora, las bebidas contengan hidratos de carbono (4-8%). En ejercicios de menor duración también pueden consumirse, pero el agua sola suele ser suficiente. No parece existir necesidad fisiológica para reemplazar la pérdida de electrolitos en ejercicios de menos de 3-4 horas de duración. Sin embargo, se aconseja incluir sodio (0,5-0,7 g por litro) si el ejercicio dura más de 1 hora. Esto aumenta la palatabilidad y las ganas de beber y previene la hiponatremia (que puede producirse en personas susceptibles).

4. Y después… también debemos hidratarnos

Después del ejercicio debemos rehidratarnos para cubrir la pérdida de agua. Se aconseja beber un 150% del peso perdido durante el ejercicio (1,5 litros por cada quilo de peso corporal perdido). Si, por ejemplo, existe una diferencia de 1 kg entre el peso antes del ejercicio y el peso después del ejercicio, debemos beber un litro y medio de agua después del ejercicio.

El sodio puede ayudar en el proceso de rehidratación. Como la mayoría de bebidas deportivas no contienen suficiente sodio como para optimizar la reposición de fluidos, es aconsejable acompañar la rehidratación de una comida rica en sodio: frutos secos salados, palomitas de maíz, caldo envasado o sal de mesa.

5. ¡Atención a las condiciones extremas!

Si hacemos ejercicio en un ambiente caluroso (31 °C o más), el porcentaje de deshidratación aumenta y el rendimiento deportivo es más sensible a esa deshidratación. Los riesgos de la deshidratación aumentan notablemente en ambientes calurosos y húmedos, especialmente los riesgos de insuficiencia cardiorespiratoria y de hiperpirexia por calor, por lo que debemos prestar una especial atención a la hidratación en estas circunstancias.

En altitudes superiores a 2.500 m este riesgo aumenta considerablemente y conviene asegurar la ingesta de unos 3-4 litros diarios para tener una buena función renal, independientemente del ejercicio realizado.

EJERCICIO PRÁCTICO: ¿CÓMO CALCULAR TUS NECESIDADES DE AGUA?

1. Calcula tu pérdida de líquido durante el ejercicio y estima cuánto pierdes por cada hora de entrenamiento mediante las siguientes fórmulas:

1) Pérdida de líquido por sesión de ejercicio (litros)
(Peso antes del ejercicio (kg) + ingesta de líquido durante el ejercicio (l)) – peso después del ejercicio (kg)

2) Pérdida de líquido por hora de entrenamiento (litros)
(Pérdida de líquido por sesión de ejercicio (l) x 60 min) / tiempo de actividad (min)

2. Trata de reponer durante el ejercicio al menos el 90% de tus pérdidas por el sudor (calculado en el punto anterior) y procura llegar al final del entrenamiento con una deshidratación máxima del 1% de tu peso.
Por ejemplo: 60 kg x 1% = 0,6 kg o 600 g
Peso final adecuado: 60 kg – 0,6 kg = 59,4 kg

3. ¿Qué necesitas para asegurarte de mantener la hidratación durante la semana?
Pésate antes de iniciar el entrenamiento y al finalizar el mismo (ambos pesos sin ropa). Multiplica la diferencia encontrada por 1,5. Eso te dará el total de líquido que debes consumir en el transcurso de ese día para llegar hidratado a tu sesión del día siguiente.
Por ejemplo, si el peso de antes era de 60 kg y el de después de 58 kg: 60 kg – 58 kg = 2 kg. Calculando 1,5 litros por kg (2 x 1,5 = 3), deberíamos consumir 3 litros durante el día para recuperar el nivel de hidratación.

Bebidas de reposición

¿Cómo debe ser la bebida ideal de reposición?

1. Mejor fresca. Los líquidos fríos suelen ser más agradables y ayudan a bajar la temperatura corporal.

2. No debe contener alcohol, cafeína ni teína, ya que favorecen la deshidratación.

3. Es bueno que contenga carbohidratos, los cuales aportan energía a los músculos durante la carrera y ayudan en la recuperación después del ejercicio.

4. Es recomendable que contenga sodio. Unos 0,5-0,7g de sodio por litro, sobre todo si el tiempo de ejercicio supera los 60 minutos. La presencia de sodio en las bebidas mejora su palatabilidad, lo que ayuda a la correcta hidratación, mejora el mecanismo de transporte de la molécula de glucosa a nivel intestinal, aumenta su velocidad de absorción y contribuye al mantenimiento de la osmolaridad plasmática.

5. No existe un consenso acerca de la necesidad de que las bebidas de reposición hidroelectrolíticas contengan potasio. Los cuadros de hipocalemia son raros en el deporte, y solamente se dan en casos con una elevada producción de sudor asociada a una carencia de consumo de este mineral en la dieta. Parece que no está justificado el aporte de potasio.

Ejemplo de bebida casera isotónica

- 1 litro de agua
- El zumo de dos limones
- 1 cucharadita de bicarbonato
- 1 cucharadita de sal
- 2 cucharadas de azúcar

¿Y el alcohol?

El alcohol debe disminuirse al máximo si queremos cuidarnos.

Sus efectos sobre el sistema nervioso central y su toxicidad hepática lo desaconsejan. Además, estimula la diuresis y es una fuente importante de "calorías vacías", es decir, calorías que no aportan ningún nutriente importante.

Su efecto sobre el rendimiento deportivo es claramente negativo. Por su acción depresora sobre el sistema nervioso central, disminuye la actividad psicomotriz y los reflejos. Favorece la hipoglucemia, sobre todo en actividades de larga evolución, ya que dificulta la vía metabólica de la neoglucogénesis (formación de glucosa). Además, disminuye la resistencia vascular y la ventilación.

SEGUNDA PARTE:
SABOR PARA CORRER

INTRODUCCIÓN

"Somos lo que comemos", una frase que hemos oído en infinidad de ocasiones y que tiene mucho de verdad. Pero somos individuos "pluriempleados", llenos de obligaciones laborales, familiares y sociales, con poco tiempo para comprar y cocinar y con una vida cotidiana complicada con la que debemos lidiar. Y, a la vez, somos personas comprometidas con nuestro cuerpo, preocupadas por la salud, que intentamos seguir un estilo de vida saludable, personas a las que nos gusta correr para sentirnos bien. No somos personas aburridas ni aceptamos que *equilibrio* y *salud* signifiquen *monotonía* y *renuncia* al sabor y al placer de comer.

El objetivo de esta parte del libro es proporcionar recetas saludables, variadas, apetitosas y diferentes que nos ayuden a disfrutar de comer bien, para facilitarnos la organización y la elaboración de menús equilibrados que se adapten a nuestras necesidades de cada momento. Las recetas que he escogido son recetas diferentes y originales para aportar variedad a la dieta diaria, pero también he incluido algunas "de toda la vida", para demostrar que no son tan difíciles de llevar a la práctica. Espero transmitir que *sabor* no esta reñido con *salud*. ¡Que lo disfrutéis!

Algunas aclaraciones:

• Las distintas recetas están estructuradas de manera que sea más fácil su manejo. Las he distribuido en diferentes capítulos según si son aptas para una u otra ocasión. Eso no significa que una receta que se encuentra en el capítulo de plato único no se pueda utilizar para el *tupper*, o que un batido para después de correr no pueda ser una fantástica merienda: los apartados son puramente orientativos.

• Los "Ingredientes" suelen indicarse en medidas caseras para facilitar la elaboración. Las cantidades están calculadas para dos personas, excepto los casos en que se indica lo contrario.

• El "¿Cómo hacerlo?" intenta ser escueto y conciso, para hacer más fácil el seguimiento.

• Las "Ideas" dan trucos o alternativas para facilitar la conservación, hacer variaciones de una misma receta o aligerar o enriquecer los platos.

• El objetivo de "¿Qué nos aporta?" es esbozar los nutrientes fundamentales que aporta la receta para orientar según las necesidades.

• Y, finalmente, la "Composición nutricional por ración" está calculada para una ración media, pero el tamaño de las raciones se debe individualizar.

¡Buen provecho!

7. COMER DE *TUPPER*

Recetas apetitosas y nutricionalmente equilibradas para personas que se llevan la comida al trabajo.

Macarrones con bacalao

Ingredientes

100 g de bacalao desmigado
200 g de tomate triturado
1/2 cebolla rallada (75 g)
150 g de macarrones
2 cucharadas de aceite de oliva (20 g)
Alioli o mayonesa (opcional)

¿Cómo hacerlo?

• Ponemos el bacalao en remojo la noche anterior. Le cambiamos el agua varias veces hasta desalarlo.
• Lavamos el bacalao, lo escurrimos y lo desmenuzamos.
• Sofreímos la cebolla y el tomate en el aceite de oliva.
• Añadimos el bacalao a media cocción y seguimos la cocción durante 30 minutos, tapado y a fuego lento.
• Hervimos los macarrones en abundante agua salada.
• Mezclamos los macarrones con la salsa de bacalao.

Ideas

• Puede servirse acompañado de alioli o mayonesa, lo que aumentará su contenido energético y graso, pero también le dará un sabor y un toque muy especiales.
• Si queremos hacer un plato más rápido, podemos sustituir el bacalao por atún en conserva.

¿Qué nos aporta?

• La pasta es una fuente importante de hidratos de carbono complejos.

• El bacalao es un pescado blanco magro, rico en proteínas de alto valor biológico, poco graso y con un contenido en yodo interesante.

• El tomate es rico en licopeno, un antioxidante potente, especialmente indicado en la prevención del cáncer de próstata.

Composición nutricional por ración

Energía: 452 kcal
Proteínas: 38,3 g
Hidratos de carbono: 30,45 g
Lípidos: 22,18 g
    Ácidos grasos saturados: 2,92 g
    Ácidos grasos monoinsaturados: 15,6 g
    Ácidos grasos poliinsaturados: 2,06 g

ALCACHOFAS CON ALMEJAS

Ingredientes

8 alcachofas (800 g)
300 g de almejas
1/2 cebolla picada (75 g)
1 diente de ajo picado
1/2 vaso de vino blanco (50 cc)
250 ml de caldo de pescado
1 cucharada de aceite de oliva (10 g)
Sal
Perejil picado
160 g de arroz blanco

¿Cómo hacerlo?

• Limpiamos las alcachofas y las cortamos a cuartos.

• Ponemos las almejas en agua con sal para que pierdan la arena.

• Ponemos el aceite en una cazuela o sartén y agregamos el diente de ajo y la cebolla picados. Sofreímos sin que llegue a quemarse.

• Añadimos el vino y lo llevamos a ebullición.

• Añadimos el caldo y las alcachofas. Lo cocemos unos 15 minutos sin tapar.

- Añadimos las almejas limpias hasta que se abran.
- Lo espolvoreamos con perejil picado.
- Hervimos el arroz con agua abundante y sal durante 15 minutos. Lo escurrimos.
- Servimos el plato con acompañamiento de arroz hervido.

Ideas

- El plato es ideal en temporada de alcachofas, pero también podemos utilizar alcachofas congeladas fuera de temporada.

¿Qué nos aporta?

- Las almejas son un marisco rico en proteínas de alto valor biológico, con bajo contenido en grasa y una fuente importante de hierro.
- Las alcachofas son una verdura de temporada con aporte importante de fibra y con un poder depurativo y diurético importante.
- El arroz es un cereal compuesto principalmente por almidón, ideal como fuente energética.

Composición nutricional por ración

Energía: 574,3 kcal
Proteínas: 39,6 g
Hidratos de carbono: 71,5 g
Lípidos: 14,4 g
    Ácidos grasos saturados: 2,19 g
    Ácidos grasos monoinsaturados: 1,49 g
    Ácidos grasos poliinsaturados: 8,23 g

Ensalada de garbanzos con *mozzarella*

Ingredientes

60 g de *mozzarella*
180 g de garbanzos cocidos
2 tomates (300 g)
1/2 escarola (100 g)
Menta fresca
2 cucharadas soperas de aceite de oliva virgen (20 g)
Vinagre balsámico de Módena
Sal y pimienta

¿Cómo hacerlo?

• Marinamos las bolitas de *mozzarella* con el aceite y unas hojas de menta durante 15 minutos.
  • Limpiamos y cortamos la escarola.
  • Limpiamos los tomates y los cortamos a dados.
  • Mezclamos los ingredientes con los garbanzos cocidos.
  • Aliñamos con el aceite, la sal, la pimienta y el vinagre balsámico.
  • Añadimos unas hojas de menta.

Ideas

• Es un plato muy ligero, pero si queremos disminuir su aporte graso podemos sustituir la *mozzarella* por queso fresco tipo Burgos, con muy bajo contenido calórico.
  • La menta es opcional, pero da un toque de frescura a la receta.

¿Qué nos aporta?

• Los garbanzos pertenecen al grupo de la legumbres, con contenido importante en hidratos de carbono de absorción lenta, proteínas de origen vegetal y fibra.
  • La *mozzarella* es queso de búfala, fuente importante de calcio y proteínas animales.
  • La escarola y el tomate son los representantes del grupo de las verduras y las hortalizas.

Composición nutricional por ración

Energía: 274,1 kcal
Proteínas: 13,46 g
Hidratos de carbono: 17,63 g
Lípidos: 16,48 g
   Ácidos grasos saturados: 5,15 g
   Ácidos grasos monoinsaturados: 2,6 g
   Ácidos grasos poliinsaturados: 8,66 g

BACALAO CON PISTO

Ingredientes

200 g de bacalao
2 berenjenas (300 g)
1/2 cebolla (75 g)
1/2 pimiento verde (50 g)

1/2 pimiento rojo (100 g)
1 calabacín (150 g)
300 g de patata
100 g de tomate frito
2 cucharadas soperas de aceite de oliva (20 g)

¿Cómo hacerlo?

- Cocemos el bacalao en el microondas (no muy hecho).
- Sofreímos el tomate con un poco de aceite.
- Cortamos y pochamos, en un poco de aceite de oliva, las berenjenas, la cebolla, el pimiento rojo, el pimiento verde y el calabacín.
- Pelamos las patatas y las cortamos a dados. Las cocemos unos 10 minutos en el microondas y las añadimos al pisto.
- Añadimos el tomate sofrito y el bacalao, lo salamos y lo dejamos cocer unos minutos todo junto.

Ideas

- Podemos acompañarlo de una ración de arroz integral hervido o de lentejas cocidas para aumentar el aporte de hidratos de carbono.
- Si freímos las patatas en aceite, la textura queda distinta, aunque aumentamos el aporte de grasas del plato.

¿Qué nos aporta?

- El bacalao es un pescado blanco magro, rico en proteínas de alto valor biológico y con bajo aporte de grasa, de fácil digestibilidad y económico.
- Las verduras componentes del pisto son un cóctel de vitaminas hidrosolubles y minerales, con un poder antioxidante importante.
- La patata aporta hidratos de carbono de absorción lenta, ideales para llenar los depósitos de glucógeno.

Composición nutricional por ración

Energía: 304,4 kcal
Proteínas: 26,3 g
Hidratos de carbono: 48,7 g
Lípidos: 11,7 g
    Ácidos grasos saturados: 1,5 g
    Ácidos grasos monoinsaturados: 1 g
    Ácidos grasos poliinsaturados: 7,6 g

EMPANADA MARINERA

Ingredientes (para 4 personas)

200 g de masa de hojaldre
600 g de mejillones
60 g de gambas peladas
80 g de bacalao fresco
100 g de salmón fresco
1 cebolla mediana (100 g)
1/2 diente de ajo
1/2 tomate maduro (50 g)
1 bulbo de hinojo
40 g de champiñones
1/2 limón
Perejil, albahaca, laurel, sal, pimienta, hinojo
1 cucharada sopera de aceite de oliva
10 cc de vino blanco seco

¿Cómo hacerlo?

• Lavamos y cortamos el bulbo de hinojo hervido, la cebolla, el ajo, el tomate y los champiñones (los rociamos con zumo de limón).

• Doramos la cebolla, el ajo y el tomate en aceite de oliva con el laurel.

• Añadimos el vino blanco, la mitad del perejil, la pimienta y el hinojo. Lo dejamos hervir un poco a fuego suave.

• Echamos los mejillones y los vamos retirando a medida que se abran.

• Lo dejamos reducir a fuego lento y lo reservamos.

• Cocemos los champiñones en un poco de aceite de oliva durante unos 7 minutos.

• Doramos los pescados limpios y cortados a trozos con un poco de aceite de oliva.

• En un bol, mezclamos los champiñones, los trozos de pescado, los mejillones sin cáscara, las gambas peladas, el perejil picado y la albahaca.

• Cubrimos un molde para horno de masa de hojaldre.

• Lo rellenamos con los ingredientes y lo regamos con la salsa previamente reservada.

- Cerramos la empanada y la horneamos durante 25 minutos a horno medio.
- La dejamos reposar unos 10 minutos.

Ideas

- Se puede tomar caliente o fría. Es ideal para pícnics.
- Si queremos aumentar la cantidad de hidratos de carbono del plato, podemos incluir brotes de soja, guisantes o lentejas al relleno.
- Con imaginación, se pueden aprovechar restos de pescado y marisco y pastas para hacer empanadas originales, sabrosas y económicas. Por ejemplo: pasta con atún, pimientos rojos y aceitunas negras.
- Para evitar que las empanadas con sobras queden secas, es recomendable añadir algunos ingredientes crudos: espinacas, cebollas, calabacines, puerros, tomates, etc.

¿Qué nos aporta?

- La masa de hojaldre aporta hidratos de carbono, aunque es bastante rica en grasa.
- La proteína animal nos la aportan el pescado, los mejillones y las gambas.
- La cebolla, el hinojo, el tomate y los champiñones aportan la fibra, las vitaminas y los minerales que completan el plato.

Composición nutricional por ración

Energía: 565,6 kcal
Proteínas: 45,5 g
Hidratos de carbono: 30,8 g
Lípidos: 30,1 g
    Ácidos grasos saturados: 14,1 g
    Ácidos grasos monoinsaturados: 7,4 g
    Ácidos grasos poliinsaturados: 5,1 g

ENSALADA DE POLLO A LA VINAGRETA

Ingredientes

2 pechugas de pollo (300 g)
1/2 escarola
1 manojo de berros
1 cebolla tierna

2 cucharadas de cebollino picado
4 cucharadas de vinagreta
100 g de lentejas cocidas
Sal gruesa
Sal y pimienta
Para confitar: 1/2 l de aceite de oliva, manzanilla, 2 dientes de ajo, pimienta en grano, 1 rama de tomillo

¿Cómo hacerlo?

• Añadimos al medio litro de aceite todos los ingredientes para confitar.

• Salpimentamos las pechugas de pollo y las confitamos a fuego lento durante unos 20 minutos, cuidando de que queden bien cubiertas por el aceite.

• Las dejamos enfriar dentro del aceite y, después, las escurrimos y las cortamos a láminas finas.

• Preparamos una ensalada con la escarola, los berros, las lentejas cocidas y la cebolla tierna y añadimos las láminas de pollo.

• La aliñamos con la vinagreta, el cebollino picado y un poco de sal gruesa.

Ideas

• Es mejor llevar la vinagreta en un potecito aparte y aliñar la ensalada justo antes de comer.

• El hidrato de carbono lo podemos aumentar si añadimos un plato de pasta o arroz para acompañar, o bien haciendo un lecho de patata hervida con piel y cortada a láminas sobre el que podemos colocar la ensalada.

¿Qué nos aporta?

• La verdura cruda (berros, cebolla, escarola) es fuente de vitaminas hidrosolubles, minerales y fibra.

• El pollo aporta proteína animal de alto valor biológico y con poca grasa.

• Las lentejas aportan glúcidos al plato, así como proteínas de origen vegetal.

Composición nutricional por ración

Energía: 562,5 kcal
Proteínas: 47,6 g

Hidratos de carbono: 35,6 g
Lípidos: 25,4 g
    Ácidos grasos saturados: 3,8 g
    Ácidos grasos monoinsaturados: 3,34 g
    Ácidos grasos poliinsaturados: 15,5 g

TORTILLA DE CINTAS

Ingredientes

160 g de cintas de pasta al huevo
100 g de salsa de tomate
1 tomate maduro
4 huevos
20 g de queso gruyer rallado
2 cucharadas de aceite de oliva
Sal y pimienta

¿Cómo hacerlo?

- Cocemos las cintas en abundante agua hirviendo hasta que queden *al dente*. Las escurrimos y las reservamos.
- Pochamos el tomate pelado y cortado a dados.
- Añadimos la salsa de tomate y lo cocemos unos minutos más.
- Condimentamos las cintas con la mezcla.
- Batimos los huevos.
- Añadimos el queso rallado a los huevos. Lo salpimentamos.
- En una sartén antiadherente, vertemos los espaguetis y, seguidamente, los huevos batidos. Hacemos una tortilla.

Ideas

- Podemos hacer una sola tortilla o dos tortillas individuales, con la mitad de los ingredientes en cada una.
- Podemos aumentar la cantidad de verdura acompañando la tortilla con una ensalada verde o tomando una ración de gazpacho como entrante, por ejemplo.

¿Qué nos aporta?

- Hidratos de carbono complejos, sobre todo con las cintas de pasta.
- Proteína animal de alto valor biológico, por la ración de huevos.

• La fibra y las vitaminas vienen proporcionadas sobre todo por el tomate. El tomate es muy rico en licopeno, un antioxidante muy importante que parece tener un papel protector frente al cáncer de próstata.

• El queso gruyer es una fuente importante de calcio, con un papel fundamental en el metabolismo y en la mineralización ósea.

Composición nutricional por ración

Energía: 646 kcal
Proteínas: 26,9 g
Hidratos de carbono: 66,3 g
Lípidos: 30,3 g
    Ácidos grasos saturados: 6,9 g
    Ácidos grasos monoinsaturados: 13,6 g
    Ácidos grasos poliinsaturados: 3,5 g

Ensalada de pescados

Ingredientes

200 g de filetes de pescado fresco o congelado
250 g de judías verdes
300 g de patata
50 g de rábanos
2 huevos duros
2 tomates
Caldo corto
Vinagreta: 1 cucharada de café de mostaza, 1 cucharada sopera de vinagre, 1 cucharada sopera de caldo corto, sal, pimienta

¿Cómo hacerlo?

• Cortamos los filetes de pescado en tiras de 2 cm de largo y los cocemos en caldo corto 3-4 minutos.

• Los dejamos enfriar.

• Lavamos y hervimos las judías al vapor, que queden *al dente*. Las dejamos enfriar.

• Hervimos las patatas enteras con piel. Cuando estén cocidas y un poco frías, las pelamos y las cortamos a láminas.

• Cortamos los rábanos y los tomates a láminas.

• Cortamos los huevos duros a rodajas.

• Mezclamos las judías verdes, los rábanos y los tomates y lo aliñamos con la vinagreta.

• Montamos el plato: un lecho de patata, un lecho de huevo duro encima, la mezcla de judías, rábanos y tomates encima y las tiras de pescado por encima de todo.

Ideas

• Llevar el aliño aparte y aliñar justo antes de comer.
• El pescado puede sustituirse por filetes de pollo o pavo.

¿Qué nos aporta?

• Tanto el pescado como los huevos duros son una fuente de proteínas de alta calidad.

• La judía tierna, el tomate, los rábanos y la lechuga aportan fibra y aseguran el contenido vitamínico y mineral del plato.

• La patata es la fuente de hidratos de carbono.

• Es un plato ligero, con bajo contenido en grasas.

Composición nutricional por ración

Energía: 327 kcal
Proteínas: 15,8 g
Hidratos de carbono: 39,2 g
Lípidos: 7 g
    Ácidos grasos saturados: 1,8 g
    Ácidos grasos monoinsaturados: 2,3 g
    Ácidos grasos poliinsaturados: 0,9 g

ASPIC DE LANGOSTINOS

Ingredientes

100 g de langostinos cocidos y pelados
2 huevos duros
200 g de gelatina de pescado
200 g de maíz dulce en grano en conserva

¿Cómo hacerlo?

• Preparamos la gelatina siguiendo las instrucciones del paquete.

• Colocamos en un molde (individual o para dos) el huevo duro cortado a rodajas con 1 cm de gelatina.

• Lo dejamos enfriar en el refrigerador.

• Añadimos los langostinos, lo rellenamos con gelatina y lo dejamos enfriar.
• Añadimos el maíz dulce en grano y el resto de la gelatina.
• Lo volvemos a colocar en la nevera.
• Lo desmoldamos antes de servir.

Ideas

• Esta receta es pobre en hidratos de carbono y verdura, por lo que debemos complementar el plato con alimentos ricos en esos dos nutrientes para equilibrarlo; por ejemplo, una patata asada y pimiento y berenjena asados como acompañamiento.
• Es perfecto para pícnics y *tuppers* para excursiones familiares.

¿Qué nos aporta?

• Este plato es eminentemente proteico: tanto los langostinos como los huevos duros nos aportan proteínas de alto valor biológico.
• El aporte de proteína por parte de la gelatina es también importante, ya que está compuesta sobre todo por este tipo de nutrientes.
• Es un plato poco energético y saciante.

Composición nutricional por ración

Energía: 237,5 kcal
Proteínas: 28 g
Hidratos de carbono: 12,2 g
Lípidos: 8 g
    Ácidos grasos saturados: 2,11 g
    Ácidos grasos monoinsaturados: 3,03 g
    Ácidos grasos poliinsaturados: 1,14 g

Espaguetis con chirlas y gulas

Ingredientes

200 g de espaguetis
200 g de chirlas
150 g de gulas
1/2 vaso de salsa de tomate
4 dientes de ajo
1/2 cebolla
Orégano, albahaca, pimienta
2 cucharadas de aceite de oliva

¿Cómo hacerlo?

• Picamos la cebolla y dos dientes de ajo y lo pochamos en una sartén con aceite de oliva.

• Añadimos las chirlas limpias. Lo tapamos y esperamos a que se abran.

• En otra sartén, doramos los 2 ajos restantes cortados pequeños. Añadimos las gulas y las salteamos.

• Mezclamos las gulas y las chirlas. Añadimos perejil picado, pimienta, orégano y albahaca.

• Cocemos los espaguetis *al dente* con abundante agua y sal.

• Mezclamos los espaguetis con las chirlas y las gulas.

Ideas

• Para que la comida sea completa, falta añadir verdura. Una buena opción es una ración de gazpacho como entrante. En el mercado venden raciones individuales de buena calidad organoléptica, fáciles de transportar y consumir.

• Podemos realizar el plato con cualquier tipo de marisco o crustáceo, según las preferencias y la disponibilidad.

¿Qué nos aporta?

• Es un plato energético, rico en hidratos de carbono complejos en forma de pasta.

• Las gulas y las chirlas aportan proteínas de alto valor biológico sin grandes cantidades de grasa animal.

Composición nutricional por ración

Energía: 745,8 kcal
Proteínas: 42 g
Hidratos de carbono: 90 g
Lípidos: 28,71 g
    Ácidos grasos saturados: 4,7 g
    Ácidos grasos monoinsaturados: 6,03 g
    Ácidos grasos poliinsaturados: 14,82 g

8. COMER DE PLATO ÚNICO

Recetas de platos únicos completos con presencia de todos los macronutrientes y que aseguran las necesidades nutricionales. Para personas con poco tiempo para comer, que comen solas o son poco apetentes.

Paella de conejo y alcachofas

Ingredientes

200 g de arroz (bomba)
50 g de tomate triturado
1/2 pimiento rojo
2 alcachofas
1/2 conejo (300 g)
2 dientes de ajo
4 cucharadas de aceite de oliva
3/4 de l de agua

¿Cómo hacerlo?

• Calentamos el aceite en la paella. Añadimos el conejo cortado a trozos y lo doramos. Lo retiramos y lo reservamos.

• Hacemos un sofrito con el tomate y el ajo.

• Incorporamos las alcachofas peladas y cortadas a cuartos.

• Añadimos el pimiento a dados cuando el sofrito esté casi listo.

• Añadimos el conejo y el agua. Lo dejamos cocer unos 30 minutos.

• Incorporamos el arroz y lo cocemos unos 20 minutos (los 5 primeros a fuego rápido y lo vamos bajando paulatinamente).

• Añadimos agua o caldo si es necesario.

Ideas

• Podemos hacer el mismo plato cambiando las verduras y las proteínas animales (en lugar de conejo, marisco, pescado o pollo).

• Si hacemos un entrante con una ensalada o un puré de verduras, aumentaremos la cantidad de verdura de la comida y la haremos más ligera, ya que la ración de paella podrá ser menor.

• El arroz bomba resulta ideal, ya que no se pasa de cocción y queda muy sabroso.

¿Qué nos aporta?

• El arroz tiene un 70-80% de almidón. Al ser un hidrato de carbono de absorción lenta, se convierte en un nutriente que aporta energía al organismo de forma gradual y durante un largo periodo de tiempo. Es un cereal apto para celíacos, ya que no contiene gluten. Es de fácil digestión, ligero y muy saciante.

• El conejo nos aporta proteínas de alto valor biológico (unos 20 g por 100 g), con muy poca grasa, ya que es una carne muy magra. Por lo tanto, posee un valor calórico bajo (unas 85 kcal por 100 g).

• El tomate, el pimiento y la alcachofa son fuentes de vitaminas y minerales, así como de fibra.

Composición nutricional por ración

Energía: 716 kcal
Proteínas: 32,65 g
Hidratos de carbono: 82 g
Lípidos: 28,65 g
    Ácidos grasos saturados: 5,70
    Ácidos grasos monoinsaturados: 3,94
    Ácidos grasos poliinsaturados: 16,65

ESCUDELLA I CARN D'OLLA

Ingredientes

100 g de garbanzos
1 hueso de jamón
1 hueso de ternera
1 mano de cerdo
75 g de carne de ternera
1/4 de pollo (150 g)

50 g de zanahoria
1 nabo
1/2 col
150 g de patatas
Unas ramas de apio
100 g de pasta para sopa (*galets*)
Para la *pilota*: 50 g de carne picada de ternera, 50 g de carne picada de cerdo, 1 huevo, pan rallado, perejil

¿Cómo hacerlo?

• En una olla con un litro y medio de agua ponemos los garbanzos
(en remojo desde el día anterior), los huesos, la mano de cerdo, la
carne de ternera y el pollo.
• Cuando rompa a hervir, espumamos (sacamos la espuma sobrante).
• Preparamos la *pilota* con la carne picada, el huevo batido, pan
rallado y perejil, y le damos una forma ovalada.
• Dejamos cocer el caldo unas 2 horas.
• Añadimos la *pilota*, las zanahorias, el nabo, las patatas, la col y
el apio.
• Lo dejamos hervir una media hora más.
• Colamos el caldo y colocamos la carne y las verduras en una
fuente para servir. Desechamos los huesos.
• Cocemos la pasta en un poco de caldo.
• Puede tomarse mezclado o por separado (primero la sopa de
pasta y después la carne y las verduras).

Ideas

• Podemos aligerar el plato haciéndolo menos calórico y menos
graso si desgrasamos el caldo. Para desgrasar, lo más cómodo es re-
frigerarlo y eliminar la capa grasa que se forma en la superficie. Si op-
tamos por carnes magras a las que retiramos la grasa visible y la piel
antes de incorporarlas al caldo, el aporte graso también disminuirá
notablemente.
• En lugar de una *pilota* grande, podemos hacer pequeñas albóndi-
gas con los mismos ingredientes y las podemos añadir al caldo.

¿Qué nos aporta?

• Es un plato completo que nos aporta hidratos de carbono (pasta
de sopa, patata, garbanzos), proteína de alto valor biológico (ternera,

cerdo, pollo), proteína vegetal (garbanzos) y fibra (verduras y legumbres).

Composición nutricional por ración

Energía: 556 kcal
Proteínas: 67,75 g
Hidratos de carbono: 35,4 g
Lípidos: 16,45
Ácidos grasos saturados: 4,93 g
Ácidos grasos monoinsaturados: 6,32 g
Ácidos grasos poliinsaturados: 2,96 g

Pollo asado con garbanzos

Ingredientes (para 3-4 personas)

1 pollo entero de algo menos de 1 kg
25 g de almendras ralladas
1 calabacín mediano
75 g de garbanzos cocidos
2 tomates
25 g de pasas
1/4 de l de caldo de pollo
1/2 vaso de vino blanco
2 cucharadas de harina
Sal, pimienta y perejil
2 cucharadas de aceite de oliva (20 g)

¿Cómo hacerlo?

• Salpimentamos el pollo, limpio de plumas y vísceras.
• Lavamos y cortamos a dados el calabacín y lo pochamos con el aceite de oliva.
• Añadimos las almendras picadas y los garbanzos y lo salpimentamos.
• Pelamos y troceamos los tomates. Los añadimos a la mezcla anterior junto con perejil picado.
• Rellenamos el pollo con la mezcla y reservamos la sobrante.
• Cocemos el pollo durante aproximadamente 1 h en el horno a 200 °C. Añadimos poco a poco el vino y el caldo y lo vamos mojando con el propio jugo.

• Diez minutos antes de terminar la cocción, retiramos el jugo que ha soltado el pollo y, si es necesario, añadimos harina para espesarlo.

• Lo mezclamos con el relleno sobrante y agregamos el jugo. Servimos la salsa acompañando el pollo.

Ideas

• Podemos rellenar el pollo con otras combinaciones de alimentos; por ejemplo: arroz con calabaza y castañas, etc.

• Un buen acompañamiento puede ser un puré de manzanas o de castañas, con lo que añadimos un plus de fruta, o unas cebollas caramelizadas.

• Como el pollo entero es una ración demasiado abundante para 2 personas, si nos sobra podemos filetear las pechugas de pollo y servirlas con el acompañamiento y la salsa en otra ocasión.

¿Qué nos aporta?

• Como todas las recetas de esta sección, aporta nutrientes de los tres grupos principales: proteínas animales (pollo) y vegetales (garbanzos), hidratos de carbono complejos (garbanzos) y verduras (tomate y calabacín).

• Aporta un plus energético por los frutos secos: almendras, ricas en grasas vegetales, y pasas, ricas en glúcidos de absorción rápida.

Composición nutricional por ración

Energía: 504 kcal
Proteínas: 49 g
Hidratos de carbono: 24,5 g
Lípidos: 28,2 g
Ácidos grasos saturados: 4,41 g
Ácidos grasos monoinsaturados: 9,63 g
Ácidos grasos poliinsaturados: 11,6 g

CAZUELA DE SEPIA CON JUDÍAS Y SETAS

Ingredientes

1/2 kg de sepia
1 zanahoria
1/2 cebolla
160 g de judías secas
100 g de setas variadas

2 tomates maduros
100 cl de vino blanco
100 cl de caldo de pescado
Una picada con almendras, piñones, azafrán, ajo, pan y perejil
Aceite de oliva (20 g)
Sal y pimienta blanca

¿Cómo hacerlo?

• Cortamos la sepia a dados y la cocemos en el vino hasta que se ablande.

• Picamos los tomates pelados y los freímos en una cucharada de aceite de oliva.

• Pochamos la zanahoria y la cebolla cortadas a dados en el aceite restante.

• Añadimos las setas cortadas a dados.

• Mezclamos el tomate, la zanahoria, la cebolla, las setas, las judías (ya cocidas) y la sepia en una cazuela.

• Añadimos el caldo de pescado y la picada y lo dejamos cocer hasta que esté listo.

Ideas

• Podemos añadir unas almejas al plato para completarlo.

• Las judías pueden sustituirse por patatas y hacer un estofado de sepia, verduras y patata.

¿Qué nos aporta?

• Las setas son vegetales de temporada, aunque gracias a las técnicas de conservación actuales pueden consumirse todo el año. Tienen muy bajo contenido calórico. Son ricas en ergosterol, una sustancia que puede transformarse en vitamina D. Tienen buenas cantidades de vitaminas del grupo B, en concreto B2 y B3. Aportan también algunos minerales, como yodo, potasio y fósforo. El aporte vegetal del plato aumenta por la zanahoria y el tomate.

• La sepia es una fuente de proteínas de alto valor biológico con muy poca grasa y, por lo tanto, con poco valor calórico. Sí es importante su contenido en colesterol, por lo que no conviene abusar en caso de dislipemias.

• Las judías blancas son legumbres, fuente de proteínas vegetales. Son deficitarias en aminoácidos azufrados (metionina y cistina), y al combinarlas con la sepia conseguimos una proteína más completa. Muy ricas en almidón, son alimentos energéticos por excelencia. Destacan también como fuente de magnesio y zinc.

Composición nutricional por ración

Energía: 426,8 kcal
Proteínas: 47,74 g
Hidratos de carbono: 35,37 g
Lípidos: 13,8 g
>   Ácidos grasos saturados: 1,88 g
>   Ácidos grasos monoinsaturados: 1,68 g
>   Ácidos grasos poliinsaturados: 8,57 g

Bacalao al horno con pisto y patatas

Ingredientes

300 g de bacalao (preferiblemente morro)
400 g de patatas
Pisto de verduras variadas: calabacín, berenjena, pimiento rojo, cebolla
1 vaso de vino de Oporto
Aceite de oliva (10 g)
Sal y pimienta

¿Cómo hacerlo?

• Pasamos el bacalao por la plancha, 5 minutos por cada lado.

• Pelamos las patatas y las cortamos en láminas finas.

• Ponemos en una fuente para horno las patatas, el bacalao y el pisto de verduras. Lo salpimentamos y aliñamos con el vino de Oporto y un chorrito de aceite de oliva.

• Lo cocemos en el horno a 170 °C durante 10 minutos.

Ideas

• Podemos cocer las patatas al microondas previamente para evitar que queden demasiado crudas.

• El pisto de verduras puede hacerse con las verduras que queramos cortadas a dados y pochadas en una sartén con un poco de aceite de oliva. Podemos sustituirlo también por un variado de setas o por puerro cortado en juliana (el aporte nutricional es equivalente).

• El bacalao es un pescado blanco fácil de comer debido a su escaso contenido en espinas y a su alta digestibilidad. Ideal para niños y personas mayores.

¿Qué nos aporta?

• Hidratos de carbono, con función energética, por las patatas.

• Proteína animal de alto valor biológico, con muy poca grasa, por el bacalao.

• Fibra, minerales y vitaminas, por el pisto.

Composición nutricional por ración

Energía: 518 kcal
Proteínas: 10,1 g
Hidratos de carbono: 57,6 g
Lípidos: 13,55 g
    Ácidos grasos saturados: 1,74 g
    Ácidos grasos monoinsaturados: 1,6 g
    Ácidos grasos poliinsaturados: 8,6 g

WOK DE VERDURAS, ATÚN Y FIDEOS

Ingredientes

300 g de atún (cortado en filetes de un cierto grosor)
1/2 calabacín
1 zanahoria
6 espárragos verdes
3 espárragos blancos
1 puerro
200 g de fideos chinos
1 cucharada de aceite de oliva
Para la salsa: 1,5 cucharadas de alga nori y 1 cucharada de salsa de soja

¿Cómo hacerlo?

• Hacemos la salsa: ponemos en remojo las algas durante 7-10 minutos. Las escurrimos y las cocemos con agua (unos 100 ml) y salsa de soja. La dejamos reducir unos 15 minutos. La colamos y la reservamos.

• Cortamos a bastoncitos el calabacín, la zanahoria pelada, los espárragos y el puerro. Lo salteamos en el *wok* bien caliente por separado.

• Limpiamos el lomo de atún, preparado en filetes gruesos, y lo cortamos a dados o rombos. Lo salteamos en el *wok* unos 20 segundos.

• Ponemos 1 litro de agua a hervir. Cuando arranque el hervor, vertemos los fideos y los retiramos del fuego. Los dejamos reposar 4 minutos (o el tiempo que indique el paquete) y los escurrimos.

• Mezclamos las verduras, el atún, los fideos y la salsa en el *wok*, le damos unas vueltas y lo servimos.

Ideas

• El *wok* debe utilizarse siempre muy caliente y con el fuego fuerte. Para la cocción en *wok* hace falta muy poco aceite, por lo que resulta una cocción muy saludable.

• Podemos hacer el mismo plato cambiando los ingredientes: sustituir los fideos por arroz; cambiar las verduras; utilizar pollo, calamar, sepia, salmón o gambitas en lugar del atún...

¿Qué nos aporta?

• El atún es un pescado azul que nos aporta proteína animal y que es rico en ácidos grasos poliinsaturados, muy cardiosaludables.

• Los fideos chinos suelen estar elaborados con arroz. Son una fuente de hidratos de carbono complejos apta también para celíacos.

Composición nutricional por ración

Energía: 660 kcal
Proteínas: 47,3 g
Hidratos de carbono: 59,6 g
Lípidos: 25,4 g
    Ácidos grasos saturados: 5,1 g
    Ácidos grasos monoinsaturados: 8,5 g
    Ácidos grasos poliinsaturados: 6,5 g

Pastel de atún

Ingredientes

150 g de puré de patata deshidratado
80 g de atún en conserva en aceite de oliva
1 huevo duro
100 g de aceitunas rellenas de anchoas
1 cucharada sopera de salsa de tomate (10 g)

100 cc de leche entera
Salsa mayonesa

¿Cómo hacerlo?

Preparamos el puré de patata:
- Ponemos a hervir 250 cc de agua con un poco de sal.
- Cuando rompa a hervir, apagamos el fuego y añadimos la leche y los copos de puré de patata deshidratados.
- Mezclamos bien con una espátula hasta que quede una masa homogénea bastante espesa.
- Si creemos que es necesario, podemos añadir más leche.

Preparamos el relleno:
- Abrimos la lata de atún y troceamos el contenido con un tenedor.
- Troceamos pequeñas las aceitunas rellenas (reservamos 5 o 6 para decorar el pastel) y el huevo duro.
- Mezclamos todos los ingredientes y añadimos la cucharada de salsa de tomate.

Preparamos el pastel:
- En un trapo de cocina de tela o una servilleta extendida en la mesa de trabajo colocamos el puré de patata, aún un poco caliente, y, con la ayuda de las manos humedecidas, formamos un rectángulo de 1 cm de grosor aproximadamente.
- Colocamos el relleno en el centro del rectángulo, de punta a punta.
- Con la ayuda del trapo, enrollamos el puré en forma de brazo de gitano y lo colocamos en una fuente.
- Cubrimos el pastel con la salsa mayonesa y lo adornamos con las aceitunas sobrantes.

Ideas

- Es un pastel bastante estival. Si sustituimos el relleno por carne picada y lo cubrimos con bechamel o salsa de tomate, tenemos otro plato con la misma base.
- Podemos añadir al relleno otros ingredientes, como pimiento asado, gambitas, maíz, palitos de cangrejo, etc., según las preferencias.

¿Qué nos aporta?

- La base del pastel, el puré de patata, es una fuente de hidratos de carbono, con un aporte extra de calcio gracias a la leche.

• El atún y las anchoas son pescados grasos, con un aporte de omega-3 importante, así como proteínas de calidad.

• Es un plato bastante rico en grasas por la salsa mayonesa y las aceitunas, pero son grasas de origen vegetal, muy ricas en ácido oleico (siempre partiendo de la base que hacemos la mayonesa con aceite de oliva).

Composición nutricional por ración

Energía: 613 kcal
Proteínas: 20,9 g
Hidratos de carbono: 66,4 g
Lípidos: 35,5 g
    Ácidos grasos saturados: 8,5 g
    Ácidos grasos monoinsaturados: 19,4 g
    Ácidos grasos poliinsaturados: 6,5 g

ESTOFADO DE TERNERA

Ingredientes

200 g de carne de ternera melosa troceada (la carne del cuello es ideal)
2 salchichas
1 cebolla pequeña
2 dientes de ajo
1 tomate maduro
2 patatas grandes
2 zanahorias
2 alcachofas
100 g de champiñones
Caldo de carne
60 cc de vino tinto
20 g de aceite de oliva
Sal, pimienta y hierbas

¿Cómo hacerlo?

• En una cazuela, ponemos el aceite, la carne de ternera salpimentada, la cebolla, los dientes de ajo (pelados pero enteros), el tomate, las hierbas y 1/4 de vaso de vino tinto.

• Lo cocemos a fuego suave durante una hora. Añadimos caldo de carne si es necesario.

• Retiramos la carne y trituramos todo el resto del contenido de la cazuela.

• Volvemos a colocar la carne y el resultado del triturado en la cazuela.

• Añadimos las salchichas cortadas a trozos, las zanahorias y las patatas cortadas a dados grandes, las alcachofas cortadas a cuartos y los champiñones, con un vaso de caldo de carne.

• Lo cocemos a fuego suave durante otra hora aproximadamente. Si es necesario, añadimos caldo.

Ideas

• Es mejor servirlo después de dejarlo reposar al menos un par de horas.

• Podemos variar o añadir verduras según la temporada, las preferencias o la disponibilidad.

¿Qué nos aporta?

• La carne de ternera nos aporta proteínas animales de alto valor biológico. Cuanto más magro sea el trozo, menos grasa saturada añadimos al plato.

• La patata es una fuente de hidratos de carbono complejos, con función eminentemente energética.

• Las diferentes verduras y los champiñones aportan fibra, minerales y vitaminas.

Composición nutricional por ración

Energía: 464 kcal
Proteínas: 29,6 g
Hidratos de carbono: 45,2 g
Lípidos: 19 g
  Ácidos grasos saturados: 4,6 g
  Ácidos grasos monoinsaturados: 10,7 g
  Ácidos grasos poliinsaturados: 1,6 g

FIDEUÁ CON SEPIA Y GAMBITAS

Ingredientes

2 o 3 dientes de ajo
300 g de sepia
100 g de gambitas peladas
200 g de fideos de cabello de ángel

2 cucharadas de aceite de oliva (20 g)
1 litro de caldo de pescado
Alioli

¿Cómo hacerlo?

• En una cazuela grande o una sartén, freímos los dientes de ajo enteros pelados con 1,5 cucharadas de aceite de oliva. Retiramos los dientes de ajo antes de que se quemen.

• Pochamos la sepia limpia y cortada a trozos con el resto del aceite en otra sartén.

• Añadimos 1/2 taza de vino blanco. Lo hervimos hasta que el alcohol se evapore.

• Una vez cocida, trituramos la sepia con una picadora.

• Tiramos los fideos en la cazuela grande y vamos removiendo continuamente hasta que adquieran un color tostado, vigilando que no se quemen.

• Mientras tanto, calentamos el caldo de pescado aparte.

• Añadimos la sepia triturada a los fideos.

• Añadimos las gambitas peladas.

• Añadimos caldo hasta que los fideos queden cubiertos y lo salamos.

• Lo dejamos cocer entre 10 y 15 minutos hasta que los fideos estén cocidos. Lo removemos de vez en cuando y añadimos caldo si es necesario.

• Una vez acabado el plato, lo gratinamos en el horno hasta que los fideos queden colocados en punta.

• Lo servimos acompañado del alioli.

Ideas

• Las gambitas son opcionales. Pueden complementarse o sustituirse por almejas, chirlas, mejillones, etc.

• Sin el alioli, el valor calórico del plato es mucho menor, se rebaja sobre todo el contenido en grasas.

• Para ser un plato completo, faltaría la verdura. Puede completarse, por ejemplo, con una ensalada o unos espárragos como entrante.

¿Qué nos aporta?

• Los fideos pertenecen al grupo de las pastas alimenticias, con contenido mayoritario en hidratos de carbono de absorción lenta.

• La sepia y las gambitas aportan la proteína animal, con un bajo aporte de contenido graso.

• El contenido graso del plato aumenta mucho con el alioli. Son grasas vegetales insaturadas, ya que se elabora con aceite de oliva y ajo en emulsión.

Composición nutricional por ración

Energía: 590 kcal
Proteínas: 40,3 g
Hidratos de carbono: 77 g
Lípidos: 13,3 g
   Ácidos grasos saturados: 1,6 g
   Ácidos grasos monoinsaturados: 7,4 g
   Ácidos grasos poliinsaturados: 1,3 g

RISOTTO DE SETAS, ESPÁRRAGOS Y LANGOSTINOS

Ingredientes

200 g de arroz
100 g de espárragos verdes finos
200 g de setas variadas
200 g de colas de langostinos peladas
Caldo de verduras
1/2 vaso de vino blanco
40 g de parmesano rallado
2 cucharadas de aceite de oliva (20 g)

¿Cómo hacerlo?

• En una cazuela, calentamos el aceite de oliva.
• Añadimos el arroz y lo mezclamos.
• Añadimos los espárragos y las setas cortados a trozos.
• Lo salteamos unos minutos mientras removemos.
• Añadimos el vino blanco y lo reducimos unos minutos más.
• Mientras, calentamos el caldo de verduras.
• Añadimos las colas de langostino peladas.
• Vertemos el caldo y lo cocemos durante unos 20 minutos. Si es necesario, añadimos más caldo.
• Cuando la cocción esté prácticamente acabada, incorporamos el queso parmesano rallado y lo mezclamos.

Ideas

• Las colas de langostino pueden sustituirse por trocitos de carne o tacos de jamón y el sabor cambia completamente.

• También podemos cambiar los espárragos y las setas por otras verduras, como las alcachofas.

¿Qué nos aporta?

• En este plato el aporte principal son los hidratos de carbono complejos en forma de arroz.

• Los espárragos y las setas son los representantes del grupo de las verduras.

• Las colas de langostino son una fuente de proteína animal de alto valor biológico.

• El parmesano enriquece el plato en proteína animal, grasa y, al ser muy rico en este mineral, un aporte extra de calcio.

Composición nutricional por ración

Energía: 659 kcal
Proteínas: 40,1 g
Hidratos de carbono: 83,4 g
Lípidos: 18,4 g
    Ácidos grasos saturados: 5,1 g
    Ácidos grasos monoinsaturados: 9,3 g
    Ácidos grasos poliinsaturados: 1,5 g

9. COMER EN FAMILIA

Recetas de primeros y segundos platos que puede comer toda la familia, especialmente pensados para corredores/as que suelen cenar en familia.

Primeros platos

GRATINADO DE PATATAS Y CALABACINES

Ingredientes

200 g de patatas
1 calabacín
1/4 de l de leche
50 g de queso emmental rallado
1 cucharada de nata
Perejil picado, sal, pimienta y nuez moscada

¿Cómo hacerlo?

• Cortamos las patatas y los calabacines en discos gruesos y lo cocemos en un cazo con la leche hasta que las patatas estén tiernas.
• Lo sazonamos con sal, pimienta y nuez moscada.
• Lo escurrimos y reservamos la leche de cocción.
• Untamos una bandeja para el horno con aceite y colocamos las patatas y los calabacines en pisos.
• Mezclamos la leche con la nata y lo vertemos por encima de las patatas y los calabacines.
• Lo espolvoreamos con perejil picado y queso rallado.
• Lo gratinamos en el horno.

Ideas

• Si añadimos trocitos de pollo asado o jamón, haremos un plato completo sabrosísimo.

• Podemos sustituir el calabacín por otras verduras, como berenjena, acelgas, etc.

¿Qué nos aporta?

• El calabacín es una hortaliza de la familia de las curcubitáceas. Tiene un bajo aporte calórico, ya que su composición principal es agua y fibra. Destaca su contenido en folatos y vitamina C, y es una buena fuente de potasio. Contiene además mucílagos, que son un tipo de fibra que suaviza y desinflama las mucosas del aparato digestivo, por lo que es de fácil digestión.

• La patata es un alimento del grupo de las féculas, es decir, que nos aporta sobre todo hidratos de carbono de absorción lenta.

• El aporte de calcio del plato es considerable por su contenido en leche y queso.

Composición nutricional por ración

Energía: 314,8 kcal
Hidratos de carbono: 30,3 g
Proteínas: 14,1 g
Lípidos: 15,45 g
    Ácidos grasos saturados: 8,2 g
    Ácidos grasos monoinsaturados: 4,05 g
    Ácidos grasos poliinsaturados: 0,58 g

Ensalada tibia de judías tiernas y gambas

Ingredientes

100 g de mezcla de hojas de lechugas variadas
200 g de judías verdes
50 g de jamón serrano
1/2 pimiento del piquillo
50 g de gambas congeladas
160 g de arroz blanco
Para la vinagreta: 2 cucharadas de aceite de oliva virgen, 1 tomate seco, 1 cucharada de vinagre de Módena, sal y pimienta

¿Cómo hacerlo?

• Cocemos el arroz en abundante agua y sal. Lo escurrimos y lo reservamos.

• Hervimos las judías *al dente.*

• Las salteamos con el jamón cortado a tiras.

• Salteamos las gambas.

• Emplatamos las judías tiernas y un flan de arroz blanco en el centro, encima las gambas y lo rodeamos de las hojas de lechuga variada con tiras de pimiento encima.

• Trituramos los ingredientes para la vinagreta y rociamos el plato con la mezcla.

Ideas

• Es un plato ligero y digestivo. Si queremos hacerlo mas energético, podemos sustituir la vinagreta de aliño por una salsa más energética, como una mayonesa o una salsa al pesto.

¿Qué nos aporta?

• Las judías verdes son un alimento con bajo aporte calórico. Éste se debe a los hidratos de carbono concentrados en sus semillas, así como a la presencia de una pequeña cantidad de proteínas. Son una buena fuente de fibra y de minerales como el potasio y el calcio. También son una buena fuente de vitamina C, folatos y betacarotenos.

• La lechuga es muy rica en agua y vitaminas, entre las que destacan los folatos, la provitamina A y las vitaminas C y E, potentes antioxidantes.

• Las proteínas de este plato nos las aportan el jamón y las gambas. Son proteínas de alto valor biológico.

• El arroz hervido es la fuente principal de hidratos de carbono de absorción lenta.

Composición nutricional por ración

Energía: 545 kcal
Hidratos de carbono: 71,05 g
Proteínas: 18,55 g
Lípidos: 20,75 g
    Ácidos grasos saturados: 4,35 g
    Ácidos grasos monoinsaturados: 11,15 g
    Ácidos grasos poliinsaturados: 10,27 g

Sopa de fideos con alcachofas

Ingredientes

100 g de fideos
2 alcachofas
1 cucharada de aceite de oliva
50 g de garbanzos cocidos
1 diente de ajo
1/2 l de caldo de pollo
1/2 limón
10 g de queso parmesano rallado
Sal, pimienta y perejil

¿Cómo hacerlo?

• Limpiamos las alcachofas y las cortamos a trozos pequeños. Las rociamos con el zumo de limón para evitar que se ennegrezcan.

• Sofreímos la cebolla con un poco de aceite de oliva en una cazuela honda. Añadimos las alcachofas a media cocción.

• Añadimos el caldo de pollo, el diente de ajo y el perejil picado. Lo salpimentamos.

• Lo cocemos a fuego lento una media hora.

• Añadimos los fideos y lo cocemos unos 7 minutos más.

• Añadimos los garbanzos cocidos.

• Lo espolvoreamos con el queso parmesano rallado antes de servirlo.

Ideas

• Si queremos hacer el plato más ligero, podemos eliminar los garbanzos y el queso parmesano de la receta. Es también importante desgrasar el caldo sacando la capa de grasa que se forma en la superficie cuando éste se enfría.

• Utilizar el caldo ya elaborado y envasado puede ser una solución práctica para improvisar una cena nutritiva.

• Esta receta es ideal para los meses de invierno y para familias con niños y personas mayores.

¿Qué nos aporta?

• Los hidratos de carbono lentos son los protagonistas de la receta, en forma de fideos y garbanzos.

- Oligoelementos y fibra con las alcachofas y la cebolla.
- Calcio y proteínas lácteas por el queso parmesano.

Composición nutricional por ración

Energía: 406,25 kcal
Hidratos de carbono: 65,6 g
Proteínas: 16,3 g
Lípidos: 8,5 g
    Ácidos grasos saturados: 1,15 g
    Ácidos grasos monoinsaturados: 4,5 g
    Ácidos grasos poliinsaturados: 1,51 g

PISTO

Ingredientes

2 patatas medianas (300 g)
1 pimiento rojo
1 berenjena
1 tomate maduro
1 calabacín
1/2 cebolla
1/2 diente de ajo
1 ramillete de hierbas (laurel, tomillo, etc.)
Sal y pimienta
2 cucharadas de aceite de oliva

¿Cómo hacerlo?

- Pelamos las patatas, las cortamos a dados y las freímos en aceite de oliva.
- Rehogamos el ajo, la cebolla y el pimiento cortados a trozos en una cazuela antiadherente.
- Añadimos las berenjenas, los calabacines y los tomates pelados cortados a dados.
- Añadimos el ramillete de hierbas, la sal y la pimienta.
- Lo cocemos a fuego lento 3/4 de hora o 1 hora, removiendo de vez en cuando.
- Añadimos las patatas fritas cuando queden unos minutos para acabar la cocción.

Ideas

• Es una manera diferente de tomar verduras, especialmente interesante para los poco amantes de este grupo de alimentos y para los niños.

• Puede ser un primer plato o un acompañamiento ideal tanto para carnes como para pescados, o incluso para huevos.

• Las verduras utilizadas son un ejemplo, pero podemos usar cualquier verdura, con lo que resulta ideal para aprovechar "restos" de verduras de la nevera.

¿Qué nos aporta?

• Ajo. Rico en componentes de naturaleza azufrada, con cualidades diuréticas, depurativas, antisépticas y antibacterianas.

• Cebolla. La cebolla es muy rica en fibra, diurética, depurativa y rica en antioxidantes.

• Pimientos. Muy ricos en vitamina C, sobre todo los de color rojo. También ricos en carotenos, entre los que se encuentra la capsantina, con propiedades antioxidantes. Es también destacable su contenido en provitamina A.

• Berenjena. Sus propiedades dietéticas saludables se deben a su contenido en antioxidantes (ácido clorogénico y flavonoides).

• Calabacín. Muy rico en antioxidantes y muy suave en el sabor.

• Tomate. Es una fuente interesante de fibra, minerales como el potasio y el fósforo y vitaminas, entre las que destacan la C, la E, la provitamina A y vitaminas del grupo B, en especial B1 y B3. Además, presenta un alto contenido en carotenos como el licopeno, con gran poder antioxidante.

• Patata. Tubérculo cuyo nutriente principal son los hidratos de carbono de absorción lenta, con función predominantemente energética.

Composición nutricional por ración

Energía: 282,75 kcal
Hidratos de carbono: 40,65 g
Proteínas: 5,75 g
Lípidos: 10,65 g
    Ácidos grasos saturados: 1,4 g
    Ácidos grasos monoinsaturados: 7,3 g
    Ácidos grasos poliinsaturados: 0,9 g

TALLARINES DE SUPERVIVENCIA

Ingredientes

120 g de tallarines
75 g de atún en conserva en aceite de oliva
2 filetes de anchoa en aceite de oliva
6 aceitunas rellenas de pimiento
100 g de tomate maduro
2 cucharadas de aceite de oliva
1 diente de ajo
Sal, pimienta y orégano

¿Cómo hacerlo?

• En una sartén, pochamos el tomate pelado y cortado a dados y el diente de ajo cortado a láminas durante unos 15 minutos. Lo reservamos.

• Con un poco de aceite, deshacemos las anchoas con un tenedor en la sartén. Añadimos el atún desmenuzado y las aceitunas cortadas a trozos.

• Añadimos el tomate y lo cocemos todo junto unos 5 minutos. Lo salpimentamos.

• Hervimos los tallarines en agua abundante con sal hasta que queden *al dente*.

• Los escurrimos y los mezclamos con la salsa anterior.

• Lo espolvoreamos con orégano antes de servirlo.

Ideas

• Para aligerar el plato, debemos usar atún en conserva al natural en lugar de con aceite de oliva, ya que de esta manera el contenido calórico disminuye considerablemente. También podemos eliminar las aceitunas o sustituirlas por alcaparras.

• Es un plato muy completo y podemos tomarlo como segundo plato, complementándolo con una ensalada o una crema de verduras de primero.

¿Qué nos aporta?

• Los hidratos de carbono con función de combustible, por los tallarines.

• Proteínas de alto valor biológico, por el atún y las anchoas.

• Además, ambos pescados son grasos, ricos en grasas insaturadas cardiosaludables. Las aceitunas son también ricas en ácido oleico, una grasa monoinsaturada.

• El tomate es la fuente de antioxidantes, especialmente por el licopeno, característico de esta verdura.

Composición nutricional por ración

Energía: 467 kcal
Hidratos de carbono: 48,7 g
Proteínas: 19,7 g
Lípidos: 21,8 g
    Ácidos grasos saturados: 4 g
    Ácidos grasos monoinsaturados: 10,14 g
    Ácidos grasos poliinsaturados: 3,1 g

Ensalada arco iris

Ingredientes

50 g de judías secas cocidas
50 g de maíz dulce en grano en conserva
100 g de zanahoria
100 g de pimiento rojo
100 g de berenjena
100 g de judías tiernas
50 g de lentejas cocidas
Para la vinagreta: 2 cucharadas de aceite de oliva virgen, 1 cucharada de vinagre de Módena, 1 cucharadita de mostaza fuerte, sal, pimienta

¿Cómo hacerlo?

• Pelamos la zanahoria y la rallamos.
• Limpiamos el pimiento y lo cortamos a dados.
• Cortamos la berenjena a dados con la piel y la pochamos una media hora con un poco de aceite de oliva.
• Limpiamos las judías tiernas, las cortamos a trozos pequeños y las hervimos en agua con sal hasta que estén *al dente*.
• Lo presentamos en una fuente o en un plato por filas, según el orden de la lista de ingredientes, para que quede la progresión de colores (blanco, amarillo, naranja, rojo, morado, verde y marrón).
• Servimos la salsa de aliño aparte.

Ideas

• Variaciones de la misma ensalada con distintos ingredientes: sustituimos por arroz hervido (blanco), garbanzos cocidos (amarillo), calabaza cocida (naranja), tomate maduro (rojo), remolacha o col lombarda (morado), alcachofas (verde) y patatas pequeñas hervidas con piel (marrón).

• Si queremos aligerar la ensalada, podemos sustituir las féculas por verduras: coliflor en lugar de judías secas (blanco), pimientos amarillos en lugar de maíz (amarillo) y setas en lugar de lentejas (marrón).

¿Qué nos aporta?

• Este plato es muy rico en fibra, minerales y vitaminas hidrosolubles por las verduras: zanahoria, berenjena, judía tierna, pimiento.

• Su otro aporte principal son los hidratos de carbono complejos: lentejas, maíz y judías secas.

• Aporta también proteínas vegetales, incompletas en algún aminoácido esencial.

Composición nutricional por ración

Energía: 321 kcal
Hidratos de carbono: 41,5 g
Proteínas: 13,4 g
Lípidos: 11,22 g
    Ácidos grasos saturados: 1,4 g
    Ácidos grasos monoinsaturados: 7,2 g
    Ácidos grasos poliinsaturados: 0,9 g

Segundos platos

SALMONETE CON ESPINACAS

Ingredientes

300 g de salmonetes
500 g de hojas de espinacas frescas o congeladas
1 puñado de pasas (25 g)
1 puñado de piñones (25 g)
1/2 vasito de moscatel (25 cc)
1 cucharada de aceite de oliva (10 g)
Sal y pimienta

¿Cómo hacerlo?

• Limpiamos los salmonetes y los fileteamos.

• Cocemos los filetes a la plancha, dorándolos pero sin acabar de hacerlos.

• En una sartén, salteamos con un poco de aceite las espinacas, las pasas, los piñones y un chorrito de moscatel.

• Servimos los salmonetes y las espinacas acompañados del jugo del salteado.

Ideas

• Podemos completar el plato con arroz (mejor integral) hervido o patatas cocidas con piel. De esta manera, el menú será completo.

• Otra manera de cocer los salmonetes es al microondas en recipiente de silicona: cocción sana y poco grasa.

¿Qué nos aporta?

• Los salmonetes son pescado rico en ácidos grasos insaturados, con proteína de alto valor biológico.

• Las espinacas, verdura de hoja verde, son fuente de fibra y minerales, así como de vitaminas del grupo B.

• Los piñones forman parte del grupo de los frutos secos. Su aporte fundamental es graso.

• Las pasas, frutas secas, por el contrario, aportan sobre todo azúcares de absorción rápida y fibra.

Composición nutricional por ración

Energía: 336 kcal
Proteínas: 26,7 g
Hidratos de carbono: 10,85 g
Lípidos: 14,75 g
    Ácidos grasos saturados: 2,57 g
    Ácidos grasos monoinsaturados: 7,57 g
    Ácidos grasos poliinsaturados: 6,17 g

TRONCO DE MERLUZA A LA DONOSTIA

Ingredientes

2 trozos de merluza de unos 150 g cada uno
2 ajos

100 g de calabaza
1 zanahoria
25 g de gambitas peladas
2 cucharadas de aceite de oliva
Pimentón y vinagre (de Módena)

¿Cómo hacerlo?

- Salteamos las verduras cortadas a dados con las gambitas peladas y lo reservamos.
- Freímos los ajos laminados con el aceite de oliva. Añadimos el pimentón y el vinagre cuando estén dorados y lo dejamos reducir.
- Cocemos los troncos de merluza al horno o a la plancha.
- Rociamos la merluza con la mezcla anterior y la servimos acompañada de las verduras y las gambitas.

Ideas

- Las verduras como acompañamiento son perfectas si el primer plato es a base de hidratos de carbono. Si el primer plato fuera a base de verduras, podríamos optar por arroz, pasta o patata como acompañamiento de la merluza.
- Es un plato ligero ideal para personas que quieran una alimentación poco calórica.

¿Qué nos aporta?

- El aporte principal es de proteínas de alto valor biológico, por la merluza y las gambitas. Además, ambos son alimentos pobres en grasas.
- Las verduras de acompañamiento son fuente vitamínica-mineral por excelencia.

Composición nutricional por ración

Energía: 262,5 kcal
Hidratos de carbono: 7,2 g
Proteínas: 29,3 g
Lípidos: 13,41 g
    Ácidos grasos saturados: 1,72 g
    Ácidos grasos monoinsaturados: 7,37 g
    Ácidos grasos poliinsaturados: 1,53 g

Conejo a la mostaza

Ingredientes

1/2 conejo cortado a cuartos (300 g)
1/2 cebolla
1 diente de ajo
1 cucharada de mostaza de Dijon
1 cucharada de mostaza en grano
Hierbas aromáticas
1/2 vasito de vino tinto
2 cucharadas de aceite de oliva

¿Cómo hacerlo?

• Freímos el conejo en una cazuela con aceite de oliva hasta que quede dorado.

• Añadimos la cebolla cortada a trozos pequeños y, cuando esté cocida, el ajo.

• Añadimos el vino, las mostazas y las hierbas.

• Lo dejamos cocer a fuego lento durante unos 40 minutos. Agregamos un poco de agua si es necesario.

Ideas

• La misma receta puede realizarse con pavo o pollo, con características nutricionales equivalentes al conejo, que no es del agrado de todos los comensales.

• El acompañamiento ideal variará entre verduras, ensalada, arroz o pasta, dependiendo de la composición nutricional del primer plato.

¿Qué nos aporta?

• El valor nutricional de este plato equivale prácticamente al del conejo. Éste es una carne magra y blanda, por lo que resulta fácil de masticar. Contiene proteínas de buena calidad en cantidades similares al resto de carnes y poca grasa.

Composición nutricional por ración

Energía: 419,5 kcal
Hidratos de carbono: 7,64 g
Proteínas: 34,1 g
Lípidos: 22,5 g

Ácidos grasos saturados: 6,5 g
Ácidos grasos monoinsaturados: 16,5 g
Ácidos grasos poliinsaturados: 3,8 g

SOPA DE PESCADO

Ingredientes

200-300 g de pescado variado. Por ejemplo: 50 g de rape, 50 g de merluza, 50 g de congrio y 2 salmonetes
1 cucharada sopera de aceite de oliva
1/2 cebolla
1 chalota
1 tomate maduro
1 diente de ajo
1/2 rama de apio
50 g de arroz
25 g de picatostes de pan
Perejil y 1 hoja de laurel
1 punta de azafrán
Sal y pimienta

¿Cómo hacerlo?

• Rehogamos la cebolla y todas las verduras cortadas pequeñas en el aceite.

• Añadimos 1 litro de agua, la sal, la pimienta, el azafrán, el perejil y el laurel.

• Lo dejamos cocer unos 30 minutos.

• Añadimos los pescados limpios, sin espinas y troceados y los cocemos a fuego lento 10-15 minutos más.

• Servimos los pescados con las verduras y una parte del caldo colado.

• Lo acompañamos con los picatostes y el arroz blanco hervido.

Ideas

• Para simplificar la elaboración del plato, existen algunos recursos que nos facilitan la tarea. Podemos comprar las verduras de cuarta generación, ya limpias y preparadas para cocinar directamente, o bien congeladas. El pescado ya congelado también puede simplificar la tarea, ya que está limpio y sin espinas. El valor nutricional es el mismo. Si la calidad organoléptica del pescado congelado no es de vuestro agrado, podéis pedir que os lo preparen en la pescadería al comprarlo.

• Aunque es una sopa, la colocamos como segundo plato por su contenido nutricional.

• Puede ser también un plato único, sobre todo para personas mayores y niños, con necesidades nutritivas personalizadas.

¿Qué nos aporta?

• El aporte principal son hidratos de carbono, por el arroz y los picatostes.

• También nos aporta proteína de alta calidad, por el pescado.

Composición nutricional por ración

Energía: 388,9 kcal
Hidratos de carbono: 41,7 g
Proteínas: 25,6 g
Lípidos: 9,15 g
    Ácidos grasos saturados: 0,73 g
    Ácidos grasos monoinsaturados: 4,6 g
    Ácidos grasos poliinsaturados: 0,5 g

Pollo al limón

Ingredientes

2 cuartos de pollo de unos 150 g cada uno
1 limón
1/2 vaso de vino blanco
1 vaso de caldo de pollo o verduras
Pimentón rojo dulce
Sal
1 cucharada aceite de oliva

¿Cómo hacerlo?

• En una fuente de horno, colocamos el pollo y lo rociamos con el aceite.

• Lo salpimentamos con la sal y el pimentón dulce.

• Añadimos el zumo del limón, el vino blanco y el caldo.

• Lo colocamos en el horno precalentado a 180 °C.

• Lo cocemos durante 3/4 de hora - 1 hora hasta que el pollo esté dorado por fuera y tierno por dentro.

Ideas

• Podemos acompañarlo de patatas asadas, verduras o setas.

• El zumo de limón le da un punto un poco ácido. Si no es del gusto del consumidor, puede obviarse o sustituirse por un poco de miel.

¿Qué nos aporta?

• Es un plato poco calórico y ligero que aporta sobre todo proteína animal con poca grasa.

Composición nutricional por ración

Energía: 256 kcal
Hidratos de carbono: 11 g
Proteínas: 20,8 g
Lípidos: 9,5 g
      Ácidos grasos saturados: 4,35 g
      Ácidos grasos monoinsaturados: 8,55 g
      Ácidos grasos poliinsaturados: 2,7 g

10. BOCADILLOS SALUDABLES

Recetas de bocadillos diferentes, originales y nutricionalmente adecuados para cuando debemos comer de bocadillo.

Vegetal con queso

Ingredientes

200 g de pan integral de barra
200 g de queso de cabra de pasta blanda (o similar)
8 rábanos
2 pepinos
Eneldo

¿Cómo hacerlo?

- Partimos el pan en dos y lo abrimos por la mitad.
- Untamos las rebanadas con el queso de pasta blanda.
- Lavamos los rábanos y los pepinos y los cortamos en láminas finas.
- Colocamos sobre una rebanada un piso de rábanos y un piso de pepino.
- Lo espolvoreamos con eneldo o perejil (opcional).
- Cerramos el bocadillo con la otra rebanada.

Ideas

- Para hacer el bocadillo más ligero, podemos utilizar un queso menos graso, tipo queso de Burgos o Philadelphia *light*.
- Añadiendo unas lonchas de membrillo damos un toque especial al bocadillo y aumentamos su contenido en hidratos de carbono, sobre todo de absorción rápida, por si necesitamos un plus de energía inmediata.

¿Qué nos aporta?

• El queso aporta proteínas y calcio, fundamental para el mantenimiento de la masa ósea.

• El pepino y los rábanos son fuente de fibra, vitaminas y minerales.

• El pan integral es rico en hidratos de carbono complejos y fibra, lo que nos proporciona energía y sensación de saciedad.

Composición nutricional por ración

Energía: 456,5 kcal
Hidratos de carbono: 48,7 g
Proteínas: 21,1 g
Lípidos: 19,65 g
    Ácidos grasos saturados: 11,65 g
    Ácidos grasos monoinsaturados: 4,96 g
    Ácidos grasos poliinsaturados: 1,43 g

PAN BAGNAT

Ingredientes

2 bollos redondos de pan (50 g cada uno aproximadamente)
1 diente de ajo
2 tomates
1 cebolla pequeña
150 g de anchoas
50 g de aceitunas negras sin hueso
Un pimiento rojo o amarillo en conserva
10 g de aceite de oliva virgen (1 cucharada)

¿Cómo hacerlo?

• Cortamos el panecillo por la mitad y lo frotamos con el diente de ajo.

• Lo aliñamos con aceite de oliva virgen.

• Colocamos, encima de la rebanada de abajo, rodajas de tomate y de cebolla, filetes de anchoa, tiras de pimiento y aceitunas negras a rodajas.

• Lo tapamos con la otra mitad del panecillo.

Ideas

• Para hacer el bocadillo más digestivo, podemos cocer la cebolla y el tomate antes (por ejemplo, asados al horno).

¿Qué nos aporta?

- Hidratos de carbono complejos por el pan.
- Vitaminas y minerales por las verduras: tomate, pimiento, cebolla.
- Proteína animal en forma de anchoas. Las anchoas son un tipo de pescado azul rico en grasas insaturadas, es decir, cardiosaludables. Las aceitunas son también una fuente importante de este tipo de grasas.
- Además, las anchoas son ricas en sodio, importante en el equilibrio hidroelectrolítico del corredor.

Composición nutricional por ración

Energía: 387,5 kcal
Hidratos de carbono: 38 g
Proteínas: 28,2 g
Lípidos: 22,25 g
    Ácidos grasos saturados: 5,41 g
    Ácidos grasos monoinsaturados: 7,26 g
    Ácidos grasos poliinsaturados: 9,39 g

PITA DE GUACAMOLE

Ingredientes

2 panes de pita
2 aguacates
1/2 limón
1 cebolla
4 hojas de lechuga
1 pimiento rojo
Pimienta, cilantro y aceite de oliva

¿Cómo hacerlo?

- Preparamos una pasta de guacamole con el aguacate triturado, el aceite de oliva, la sal y la pimienta negra.
- Abrimos el pan de pita y lo cubrimos con la pasta de guacamole.
- Agregamos rodajas finas de pimiento rojo, tomate, lechuga y cebolla.
- Lo adornamos con unas hojas de cilantro.

Ideas

• El pan de pita es una excelente base de bocadillo, ya que presenta múltiples variables de relleno: si queremos hacerlo más ligero, podemos rellenarlo de pollo, lechuga y salsa de yogur descremado; si queremos aumentar el contenido glucídico para hacerlo más energético, podemos añadir rodajas finas de boniato cocido, maíz dulce en grano o humus.

• El contenido proteico del bocadillo puede aumentarse añadiendo un alimento del grupo de las carnes y los pescados: tiras de pollo a la plancha, fiambre de pavo o carne de ternera son algunas opciones.

¿Qué nos aporta?

• El pan de pita tiene como componente principal la harina de trigo, por lo que aporta sobre todo hidratos de carbono, combustible esencial.

• Nos aporta cantidades importantes de grasas monoinsaturadas, ya que el aguacate es una fruta grasa con contenido elevado en ácido oleico, así como vitamina E, con poder antioxidante.

• Las vitaminas y los minerales hidrosolubles nos los aportan las verduras: pimiento, lechuga y cebolla.

Composición nutricional por ración

Energía: 492 kcal
Hidratos de carbono: 65,1 g
Proteínas: 15 g
Lípidos: 39 g
    Ácidos grasos saturados: 6,75 g
    Ácidos grasos monoinsaturados: 17,4 g
    Ácidos grasos poliinsaturados: 7,3 g

SÁNDWICH DE ATÚN CON ALCAPARRAS

Ingredientes

4 rebanadas de pan de molde
1 lata de atún en conserva al natural
2 cucharadas de postre de alcaparras
1/2 pepino
75 g de *mozzarella*

1 cucharadita de zumo de limón
Cáscara rallada de limón (bien lavado)
Sal, pimienta blanca, pimentón
Unas hojas de melisa

¿Cómo hacerlo?

- Escurrimos bien el atún y lo desmigajamos con un tenedor.
- Añadimos las alcaparras, la cáscara rallada de limón, el zumo de limón, sal, pimienta y pimentón.
- Pelamos el pepino y lo cortamos a rodajas.
- Calentamos el horno a 220 °C.
- Tostamos las rebanadas de pan con un poco de aceite de oliva.
- Colocamos encima las rodajas de pepino, la mezcla de atún y la *mozzarella*.
- Lo tapamos y lo cocemos en el horno hasta que la *mozzarella* se derrita.
- Podemos añadir unas hojas de melisa una vez retirado del horno.

Ideas

- Si el sabor de las alcaparras no nos convence, podemos sustituirlas por pepinillos en vinagre, muy sabrosos.
- Si queremos hacerlo más ligero, podemos sustituir la *mozzarella* por algún queso bajo en grasas o *light*.

¿Qué nos aporta?

- El atún es un pescado graso muy rico en ácidos grasos omega-3, con un papel importante en la prevención de la aterosclerosis y las enfermedades cardiovasculares. Es también fuente de proteínas de alto valor biológico, superior incluso al de las carnes.
- La *mozzarella* es un queso de origen italiano elaborado con leche de búfala. Su aporte en calcio es importante, así como su contenido en proteínas animales y grasa saturada.
- El papel energético corre a cargo del contenido glucídico del pan.

Composición nutricional por ración

Energía: 462,8 kcal
Hidratos de carbono: 46,8 g
Proteínas: 39,4 g

Lípidos: 11,3 g
   Ácidos grasos saturados: 5,04 g
   Ácidos grasos monoinsaturados: 2,85 g
   Ácidos grasos poliinsaturados: 1,56 g

BARRITA DE COMINO CON SARDINAS

Ingredientes

2 barritas de pan de comino
1 pimiento rojo pequeño
1 lata de sardinas en aceite de oliva (sin espinas ni piel)
2 lonchas de queso gouda semicurado (60 g)
Pimentón, sal, cayena
1 cucharadita de mantequilla de hierbas (producto preparado)

¿Cómo hacerlo?

• Untamos las dos mitades de las barritas con la mantequilla de hierbas.
• Cortamos el pimiento a tiras finas.
• Escurrimos bien las sardinas y las colocamos encima de una mitad de la barrita, alternando con tiras de pimiento.
• Lo sazonamos con sal y cayena.
• Calentamos el horno a 220 °C.
• Colocamos el queso encima de las sardinas y el pimiento.
• Gratinamos las barritas en el horno unos 12 minutos.
• Las sacamos del horno y las espolvoreamos con pimentón.
• Cerramos las barritas.

¿Qué nos aporta?

• La sardina es un pescado azul o graso (casi un 10% de grasa) y es muy buena fuente de omega-3, que ayuda a disminuir los niveles de colesterol y de triglicéridos, además de aumentar la fluidez de la sangre, lo que disminuye el riesgo de aterosclerosis y trombosis. Su contenido proteico también es elevado.
• El queso gouda es un queso curado, muy rico en calcio, grasas animales y contenido proteico considerable.
• Como en la mayoría de recetas de este capítulo, el pan es la fuente energética glucídica.

Composición nutricional por ración

Energía: 518,3 kcal
Hidratos de carbono: 49,3 g
Proteínas: 27 g
Lípidos: 23,5 g
   Ácidos grasos saturados: 9,25 g
   Ácidos grasos monoinsaturados: 7,77 g
   Ácidos grasos poliinsaturados: 4,12 g

Sándwich de brécol con huevo

Ingredientes

4 rebanadas de pan de payés
150 g de brécol (fresco o congelado)
1 huevo
80 g de gorgonzola cremoso
2 cucharaditas de tomate triturado
2 cucharaditas de pipas de girasol
Un poco de zumo de limón
Pimienta negra, nuez moscada, mejorana, zumo de limón

¿Cómo hacerlo?

• Cocemos el brécol en agua hirviendo durante 3 minutos, lo retiramos y lo enjuagamos con agua fría.

• Tostamos las rebanadas de pan.

• Mezclamos la yema del huevo con el gorgonzola cremoso. Lo sazonamos con sal, pimienta, nuez moscada, mejorana y zumo de limón.

• Batimos la clara a punto de nieve y la incorporamos a la masa de queso.

• Untamos las tostadas con el tomate triturado y lo aliñamos con sal y aceite de oliva.

• Distribuimos por encima el brécol y lo cubrimos con la mezcla de queso.

• Lo espolvoreamos con las pipas de girasol.

• Lo tapamos con la otra rebanada.

• Calentamos el horno a 220 °C.

• Lo horneamos unos 10 minutos.

Ideas

• Podemos hacer otras variedades con esta misma base, como espinacas con piñones y queso emmental o calabacín con nueces y queso roquefort.

¿Qué nos aporta?

• El queso es fuente de vitamina B5, calcio, grasas animales y proteínas.

• El brécol ha sido calificado como la hortaliza de mayor valor nutritivo por unidad de peso de producto comestible. El componente mayoritario de esta verdura es el agua, por lo que su valor calórico es muy bajo. Como el resto de las crucíferas, el brécol tiene una gran importancia desde el punto de vista nutricional, por su variedad y cantidad vitamínica. Es una fuente excelente de vitamina C, ácido fólico y niacina, y una buena fuente de provitamina A (betacaroteno) y vitaminas B1 y E.

• Las pipas son frutos secos ricos en grasas insaturadas y con un aporte de proteínas vegetales nada despreciable. De la composición grasa de las pipas destaca su riqueza en ácido gamma-linolénico, un nutriente esencial que el organismo es incapaz de fabricar. Su contenido calórico es importante.

• Los hidratos de carbono tienen como fuente principal el pan.

Composición nutricional por ración

Energía: 568 kcal
Hidratos de carbono: 58,83 g
Proteínas: 28,39 g
Lípidos: 24,2 g
    Ácidos grasos saturados: 14,65 g
    Ácidos grasos monoinsaturados: 4 g
    Ácidos grasos poliinsaturados: 5,63 g

ROLLITO DE SALMÓN

Ingredientes

2 tortillas de trigo
2 cucharadas de humus (20 g)
50 g de canónigos
20 g de pepinillos en vinagre
200 g de salmón ahumado

¿Cómo hacerlo?

- Untamos la tortilla con el humus dejando una buena capa.
- Colocamos las lonchas de salmón encima.
- En el centro de la fajita, colocamos los pepinillos en vinagre cortados a rodajas y los canónigos.
- Envolvemos la fajita sobre sí misma.

¿Qué nos aporta?

- Es un bocadillo ligero, ya que la tortilla de trigo es poco energética y poco pesada.
- El aporte de hidratos de carbono viene por la tortilla y por el humus, un puré de garbanzos.
- El salmón es un pescado azul rico en grasas insaturadas tipo omega-3, muy cardiosaludables. Además, también aporta proteínas de alta calidad.
- Los pepinillos y los canónigos son verduras con alto contenido en agua y vitaminas hidrosolubles.

Composición nutricional por ración

Energía: 242,5 kcal
Hidratos de carbono: 15,07 g
Proteínas: 26,76 g
Lípidos: 8,56 g
    Ácidos grasos saturados: 1,48 g
    Ácidos grasos monoinsaturados: 2,91 g
    Ácidos grasos poliinsaturados: 2,67 g

Rollito de surimi

Ingredientes

2 tortillas de maíz
2 cucharadas de guacamole (20 g)
50 g de rúcula
50 g de maíz dulce en grano
150 g de surimi

¿Cómo hacerlo?

- Cortamos el surimi en finas láminas o en juliana.
- Lo mezclamos con el guacamole y el maíz dulce.

- Colocamos un grueso de esta pasta en el centro de la fajita.
- Añadimos la mitad de la rúcula.
- Cerramos la fajita envolviéndola sobre sí misma.

¿Qué nos aporta?

- *Surimi* es un término japonés que significa 'músculo de pescado picado'. Es un extracto de proteínas de carne de pescado. Al igual que éste, se considera buena fuente de proteínas de alto valor biológico. La cantidad de grasa es en principio baja. A veces se le añaden azúcares como sustancias crioprotectoras y almidones para conseguir la textura adecuada.
- El guacamole está elaborado principalmente con aguacate, rico en ácido oleico y vitamina E.
- El maíz en grano y la tortilla de maíz aportan hidratos de carbono a la receta.

Composición nutricional por ración

Energía: 196,6 kcal
Hidratos de carbono: 24,72 g
Proteínas: 17,58 g
Lípidos: 1,85 g
    Ácidos grasos saturados: 0,3 g
    Ácidos grasos monoinsaturados: 1,05 g
    Ácidos grasos poliinsaturados: 0,48 g

BAGUETTE DE POLLO

Ingredientes

200 g de *baguette*
1 cucharada de mostaza de Dijon
100 g de pimiento asado
200 g de filete de pechuga de pollo
1 cucharada de aceite de oliva

¿Cómo hacerlo?

- Cortamos la *baguette* en dos trozos iguales y la abrimos por la mitad.
- Hacemos las pechugas de pollo a la plancha con un poco de aceite de oliva.

- Untamos las dos mitades de la *baguette* con mostaza por su cara interior.
- Colocamos los filetes de pollo encima.
- Añadimos un piso de pimiento rojo asado cortado a tiras.
- Cerramos el bocadillo con la otra mitad untada de mostaza.

Ideas

- Ideal para aprovechar restos de pollo asado o pollo del caldo.
- La mostaza puede sustituirse por salsa de pimiento caramelizado.

¿Qué nos aporta?

- Energía en forma de hidratos de carbono por el pan.
- Proteínas de alto valor biológico sin mucha grasa por el pollo.
- Vitaminas y antioxidantes por el pimiento.

Composición nutricional por ración

Energía: 446 kcal
Hidratos de carbono: 61,4 g
Proteínas: 33,2 g
Lípidos: 14,15 g
      Ácidos grasos saturados: 2,16 g
      Ácidos grasos monoinsaturados: 4,10 g
      Ácidos grasos poliinsaturados: 6,35 g

CHAPATA DE PAVO

Ingredientes

2 panes de chapata de unos 100 g cada uno
2 cucharadas de queso cremoso
50 g de espárragos trigueros
50 g de tomates cereza
200 g de pechuga de pavo fileteada
1 cucharada de aceite de oliva

¿Cómo hacerlo?

- Abrimos las chapatas por la mitad y untamos las partes interiores con queso cremoso.
- Cocemos los espárragos ya limpios a la plancha o en el microondas con sal y un poco de aceite de oliva.

- Cortamos los tomates cereza por la mitad.
- Cocemos los filetes de pavo a la plancha.
- Montamos el bocadillo: una capa de pavo, una capa de espárragos y una capa de tomates cereza.
- Cerramos con la otra mitad de la chapata untada de queso.

Ideas

- Podemos inventar mil variaciones cambiando el tipo de pan, la fuente de proteínas (tortilla, jamón magro, lomo de cerdo, etc.) y las verduras (lechuga, berenjena, láminas de alcachofa, champiñones, etc.).

¿Qué nos aporta?

- Hidratos de carbono complejos por el pan de chapata.
- El pavo es una fuente de proteínas de alto valor biológico y, al ser una carne magra, aporta poca grasa.
- Como representantes del grupo de las verduras tenemos los espárragos (cocidos) y el tomate (crudo).
- El queso es rico en calcio al ser un derivado lácteo.

Composición nutricional por ración

Energía: 461,25 kcal
Hidratos de carbono: 48,45 g
Proteínas: 39,91 g
Lípidos: 11,9 g
 Ácidos grasos saturados: 3,29 g
 Ácidos grasos monoinsaturados: 2,02 g
 Ácidos grasos poliinsaturados: 5,97 g

SÁNDWICH DE ROSBIF

Ingredientes

200 g de pan de trigo y centeno
200 g de rosbif cortado a filetes finos
50 g de compota de manzana
1/2 calabacín

¿Cómo hacerlo?

- Cocemos el calabacín a tiras o a rodajas a la plancha o en el microondas.
- Untamos las rebanadas de compota de manzana por una cara.

• Colocamos los filetes de rosbif y una capa de calabacín encima.

• Lo tapamos con la otra rebanada untada con compota.

Ideas

• Podemos cambiar la compota de manzana por mermelada de arándanos o frutos del bosque.

• El calabacín puede sustituirse por láminas de cebolla asada o champiñones laminados.

¿Qué nos aporta?

• Como en la mayoría de bocadillos, el aporte de hidratos de carbono complejos por el pan, en este caso de trigo y centeno, es importante.

• La carne de ternera asada (el rosbif) nos proporciona una buena dosis de proteínas animales de alto valor biológico y es rica en hierro.

• Las verduras están representadas por el calabacín.

• La compota de manzana es una fuente de azucares rápidos, que puede ser un plus, por ejemplo, tras una carrera para rellenar los depósitos de glucógeno, con el pan.

Composición nutricional por ración

Energía: 435 kcal
Hidratos de carbono: 60 g
Proteínas: 36,1 g
Lípidos: 5,75 g
    Ácidos grasos saturados: 1,95 g
    Ácidos grasos monoinsaturados: 2,11 g
    Ácidos grasos poliinsaturados: 1,13 g

11. COMIDAS "ESPECIALES"

Recetas un poco más elaboradas pensadas para comidas puntuales en las que celebramos algún acontecimiento o tenemos ganas de obsequiar a la pareja. Cómo compaginar salud y placer en el plato.

LASAÑA DE ESPINACAS Y REQUESÓN

Ingredientes

6 láminas de pasta para lasaña
100 g de espinacas
100 g de requesón
1 huevo
10 g de pasas
2 cucharadas de queso gruyer rallado (20 g)
200 g de salsa bechamel
Sal y pimienta

¿Cómo hacerlo?

• Batimos el huevo y lo salpimentamos. Añadimos el queso rallado y las pasas.

• Cocemos las espinacas en abundante agua con sal o en el microondas.

• Hervimos las láminas de pasta en agua siguiendo las instrucciones del envase. Las reservamos sobre un paño de cocina.

• Mezclamos el huevo, las espinacas cocidas y el requesón y trabajamos la mezcla con una espátula.

• En una fuente apta para el horno, colocamos pisos de láminas de pasta y mezcla de espinacas y requesón, alternando.

• Añadimos la salsa bechamel y un poco de queso rallado y lo gratinamos.

Ideas

• Para aligerar el plato y reducir su aporte graso, podemos hacer la salsa bechamel con leche descremada o sustituirla por salsa de tomate natural.

¿Qué nos aporta?

• Hidratos de carbono por la pasta y la bechamel, así como por las pasas.

• Proteínas lácteas y calcio por el queso gruyer, el requesón y la bechamel. El huevo aporta un plus de proteínas de buena calidad.

• Minerales y vitaminas por las espinacas.

Composición nutricional por ración

Energía: 615 kcal
Hidratos de carbono: 77 g
Proteínas: 31,7 g
Lípidos: 19,2 g
    Ácidos grasos saturados: 7,4 g
    Ácidos grasos monoinsaturados: 4,6 g
    Ácidos grasos poliinsaturados: 1,2 g

CARPACCIO DE SALMÓN CON GUARNICIÓN

Ingredientes

200 g de salmón fresco
100 g de berros
1 alcachofa
1/2 limón
1 cucharada sopera de aceite de oliva virgen
1/2 ajo
Sal
Pimienta
30 g de queso Idiazábal
200 g de cintas de pasta de espinacas

¿Cómo hacerlo?

• El día antes, preparamos el aceite con los ajos enteros pelados y la pimienta y lo dejamos macerar.

• Envolvemos el salmón en film transparente y lo dejamos en el congelador unas horas.

• En un bol, dejamos marinar la alcachofa cortada a láminas con el zumo del limón y un poco de aceite unas dos horas.

• Hervimos la pasta en abundante agua hasta que esté *al dente* y la reservamos.

• Sacamos el salmón del congelador y lo cortamos a láminas muy finas.

• Aliñamos las láminas de salmón con el aceite de ajo y un poco de sal gorda.

• Mezclamos las alcachofas con las hojas de berro y lo aliñamos con aceite, sal y pimienta.

• Presentamos las láminas de salmón colocadas en el plato, las cintas de pasta, las alcachofas y los berros en el centro y unas láminas de queso Idiazábal encima.

Ideas

• Podemos elaborar el mismo plato con otros pescados: *carpaccio* de bacalao ahumado, de langostinos o de atún.

¿Qué nos aporta?

• El queso Idiazábal es especialmente rico en calcio y vitamina A.

• El salmón es un pescado graso muy rico en ácidos grasos insaturados cardiosaludables.

• Las alcachofas y los berros aportan verduras a la receta.

• La pasta contribuye con un aporte de hidratos de carbono muy interesante para el corredor.

Composición nutricional por ración

Energía: 642,4 kcal
Hidratos de carbono: 84 g
Proteínas: 34,6 g
Lípidos: 20,2 g
    Ácidos grasos saturados: 7,56 g
    Ácidos grasos monoinsaturados: 12,9 g
    Ácidos grasos poliinsaturados: 4,85 g

Cigalas al horno con jerez

Ingredientes

6 cigalas

1/2 cucharada sopera de ajo y perejil triturado con 1 cucharada de aceite de oliva

Un vasito de jerez

Sal y pimienta negra

200 g de judías blancas en conserva

¿Cómo hacerlo?

- Abrimos las cigalas y las colocamos en una fuente para el horno.
- Las rociamos con el ajo y perejil en aceite y el jerez y las salpimentamos.
- Las cocemos en el horno a 250 °C durante 2 minutos.
- Servimos las cigalas con las judías blancas como acompañamiento. Lo regamos con la salsa resultante.

Ideas

- Es un plato muy sabroso y ligero.
- Para hacer alguna variante, podemos jugar con la fécula de acompañamiento: arroz salvaje, pasta de colores, puré de patata, etc.

¿Qué nos aporta?

- Las judías secas son legumbres: su aporte principal son hidratos de carbono de absorción lenta, con papel eminentemente energético, pero también contienen una cantidad considerable de proteínas de origen vegetal.
- Las cigalas aportan sobre todo proteínas de alto valor biológico.

Composición nutricional por ración

Energía: 525 kcal

Hidratos de carbono: 67 g

Proteínas: 34,1 g

Lípidos: 11,5 g

    Ácidos grasos saturados: 1,4 g

    Ácidos grasos monoinsaturados: 7,2 g

    Ácidos grasos poliinsaturados: 0,9 g

ENSALADA DE PULPITOS Y HABAS

Ingredientes

250 g de hojas de lechugas variadas
300 g de pulpitos
150 g de habas tiernas cocidas
1 patata no muy grande (100 g)
1 diente de ajo
Perejil
1 cucharada de aceite de oliva
1/4 de copa de coñac

¿Cómo hacerlo?

• Salteamos los pulpitos limpios en una sartén con aceite de oliva.
• Añadimos las habas cocidas y agregamos una pizca de ajo picado.
• Lo flameamos con el coñac.
• Cocemos la patata con piel en agua hirviendo o en el microondas.
• Una vez cocida, la pelamos y la cortamos a rodajas.
• Montamos el plato con la rodaja de patata cocida en la base, la mezcla de habas y pulpitos encima y la ensalada de lechugas variada alrededor.
• Lo aliñamos con una picada de ajo, perejil y aceite de oliva.

Ideas

• Es un plato muy apetitoso, equilibrado y ligero.
• Podemos montarlo sobre patatas pequeñas, tostadas o tartaletas y hacer montaditos para picar.

¿Qué nos aporta?

• Las habas son ricas en hidratos de carbono, proteínas vegetales, ácido fólico, vitaminas A y C y minerales como el hierro, el magnesio, el potasio y el zinc.
• La patata añade un plus de hidratos de carbono al plato.
• Los pulpitos nos aportan proteínas de alto valor sin gran aporte graso.
• La ensalada es rica en vitaminas hidrosolubles y fibra.

Composición nutricional por ración

Energía: 263,8 kcal
Hidratos de carbono: 20,6 g
Proteínas: 22,1 g
Lípidos: 6,95 g
    Ácidos grasos saturados: 1,2 g
    Ácidos grasos monoinsaturados: 3,7 g
    Ácidos grasos poliinsaturados: 1,15 g

Mejillones de roca borrachos

Ingredientes

300 g de mejillones
3 dientes de ajo
1 hoja de laurel
1 vaso de vino blanco oloroso
1 cucharada de aceite de oliva

¿Cómo hacerlo?

• Calentamos el aceite y freímos los ajos laminados con el laurel hasta que se doren.
• Añadimos los mejillones y los salteamos durante medio minuto.
• Agregamos el vino y lo dejamos hervir unos 2 minutos.

Ideas

• Es un plato muy poco calórico, fácil de hacer y sabroso, apto incluso como aperitivo.
• Las patatas fritas son un buen acompañamiento para este plato; de hecho, mejillones con patatas fritas son un plato típico de la costa del sur de Francia.
• Si no queremos hacerlo tan calórico, podemos cocer las patatas al horno con piel, abrirlas por la mitad una vez cocidas y aliñarlas con un poco de aceite y perejil picado.

¿Qué nos aporta?

• Los mejillones contienen notables cantidades de selenio, un mineral de alto poder antioxidante. Son también ricos en hierro y yodo. Destaca su elevado aporte de proteínas de alto valor biológico, con muy poca grasa y, por lo tanto, un escaso contenido energético.

• Este plato es eminentemente proteico y debemos complementarlo con hidratos de carbono y verdura para que sea una comida equilibrada.

Composición nutricional por ración

Energía: 223 kcal
Hidratos de carbono: 5,3 g
Proteínas: 18 g
Lípidos: 7,5 g
 Ácidos grasos saturados: 1,1 g
 Ácidos grasos monoinsaturados: 3,7 g
 Ácidos grasos poliinsaturados: 4,9 g

Patatas rellenas de *mousse* de queso con huevas de bacalao

Ingredientes

2 patatas grandes o 4 medianas
100 g de queso blanco desnatado
100 g de huevas de bacalao ahumadas
1 diente de ajo pelado
1 limón
1 cc de pimienta dulce
1 cc de páprika fuerte

¿Cómo hacerlo?

• Hervimos las patatas con piel.

• Las pelamos, las partimos por la mitad y las vaciamos un poco con la ayuda de una cucharita.

• Escurrimos el queso en un colador durante aproximadamente 1 hora.

• Retiramos la fina piel que cubre las huevas de bacalao y las cortamos a rodajas.

• Mezclamos en una batidora el queso, las huevas, el ajo (o una chalota en su lugar), la piel del limón y 1 cucharada de zumo de limón.

• Añadimos las dos pimientas.

• Lo dejamos enfriar en la nevera 1 hora.

• Rellenamos las patatas con la mezcla.

Ideas

• Podemos gratinarlas antes de servirlas.

• Son un entrante ideal y pueden servir también como aperitivo o acompañamiento de algún plato.

• Podemos sustituir las huevas de bacalao por otros huevos de pescado.

¿Qué nos aporta?

• La patata es una fuente de hidratos de carbono complejos. Al hervirlas con piel, mantenemos al máximo su contenido vitamínico y no aumentamos su contenido calórico.

• El queso nos aporta proteína láctica y calcio.

• Las huevas de bacalao nos aportan sobre todo proteínas de origen animal y es también considerable su contenido en vitaminas E y B12.

Composición nutricional por ración

Energía: 321 kcal
Hidratos de carbono: 39,6 g
Proteínas: 33,2 g
Lípidos: 2,8 g

Arroz negro

Ingredientes

200 g de arroz
200 g de sepia
50 g de tomate maduro
1/2 cebolla
1 diente de ajo
10 g de piñones
1 l de caldo de pescado
1 cucharada de aceite de oliva

¿Cómo hacerlo?

• Limpiamos la sepia, la troceamos y reservamos la tinta.

• En una cazuela de barro, sofreímos la cebolla picada con el aceite de oliva.

• Cuando esté dorada, añadimos la sepia, los piñones, los ajos picados y el tomate triturado y lo salpimentamos.

- Añadimos el arroz y lo sofreímos todo.
- Añadimos el caldo caliente.
- Al cabo de unos minutos, añadimos la tinta desleída en un poco de caldo.
- Lo cocemos a fuego suave unos 20 minutos.

Ideas

- El arroz es un alimento de fácil digestión. Este plato, complementado con una ensalada o un gazpacho y fruta, puede constituir una comida completa.
- Ideal para llenar los depósitos de glucógeno de toda la familia.

¿Qué nos aporta?

- El arroz es un alimento básicamente energético, ya que está compuesto principalmente por almidón, un hidrato de carbono de absorción lenta. Además, es bajo en grasa.
- Al complementarlo con pescado (sepia), sus proteínas, pobres en lisina, se complementan y aumenta su valor nutritivo.

Composición nutricional por ración

Energía: 525 kcal
Hidratos de carbono: 87 g
Proteínas: 2,85 g
Lípidos: 11,1 g
      Ácidos grasos saturados: 1,45 g
      Ácidos grasos monoinsaturados: 3,9 g
      Ácidos grasos poliinsaturados: 7 g

PATATAS CON LANGOSTA "DE POBRE"

Ingredientes

300 g de cola entera de rape
2 cucharadas de aceite de oliva
Pimienta roja dulce no picante
Sal
300 g de patatas pequeñas

¿Cómo hacerlo?

- Al comprar el rape, debemos pedir al pescadero que separe los dos lomos enteros de la espina y que los ate (como si fuera un redondo).

- Salamos los lomos, los untamos con aceite de oliva y los recubrimos totalmente con pimienta roja.
- Calentamos el horno a 180 °C.
- Cocinamos el rape en una fuente de horno con un poco de aceite de oliva durante 5 minutos. Giramos el lomo y lo cocinamos otros 5 minutos. Comprobamos que está cocido pinchándolo con un palillo. Si sale mojado, lo cocinamos un minuto más.
- Ponemos las patatas limpias con piel en otra fuente en el horno al mismo tiempo que el rape. Necesitarán un poco más de tiempo de cocción. Para saber si están cocidas, también va bien pincharlas.
- Una vez todo frío, desatamos los lomos y los cortamos a rodajas de 1 o 2 centímetros de grosor.
- Pelamos las patatas y las dejamos enteras para acompañar las rodajas de rape.

Ideas

- Es un plato original, muy rico y poco calórico. Puede constituir un plato único (si lo complementamos con unas verduras o unas setas como acompañamiento) o un segundo plato.
- Podemos servirlo acompañado de una mayonesa hecha con el jugo de cocción del rape. Aumenta su valor calórico, pero queda muy sabroso.
- Si las patatas son más grandes, podemos cortarlas a rodajas y emplatarlo alternando una rodaja de rape y una de patata.

¿Qué nos aporta?

- Las patatas aportan al plato hidratos de carbono complejos.
- El rape contribuye aportando proteínas de alto valor biológico sin gran aporte de grasa.

Composición nutricional por ración

Energía: 348 kcal
Hidratos de carbono: 28,5 g
Proteínas: 28,5 g
Lípidos: 13,1 g
    Ácidos grasos saturados: 1,7 g
    Ácidos grasos monoinsaturados: 7,3 g
    Ácidos grasos poliinsaturados: 9,8 g

Cuscús con trompetas de los muertos

Ingredientes

110 ml de agua
160 g de cuscús
50 g de trompetas de los muertos
1/2 cebolla picada
1 cucharada de aceite de oliva
100 ml de nata
Perejil picado

¿Cómo hacerlo?

• Llevamos el agua a ebullición y la echamos sobre el cuscús. Lo dejamos reposar de 5 a 7 minutos hasta que la absorba completamente.
• Dejamos las setas en remojo un rato y las escurrimos.
• Sofreímos la cebolla picada en el aceite de oliva.
• Añadimos las setas y las salteamos unos minutos.
• Añadimos la nata y, seguidamente, el cuscús.
• Lo decoramos con perejil picado.

Ideas

• La trompeta de los muertos es una seta muy sabrosa e ideal para desecar, con lo cual la podemos encontrar en cualquier época del año y puede formar parte de nuestra despensa básica.
• Podemos elaborar esta misma receta con arroz o pasta en lugar de cuscús.
• Puede utilizarse como primer plato o como acompañamiento original de una carne o un pescado.

¿Qué nos aporta?

• El cuscús se elabora con sémola de trigo duro, por lo que su aporte principal es de hidratos de carbono complejos, que nos dan energía y vitalidad. Además, es considerable su aporte en vitaminas del grupo B, magnesio y fósforo, así como fibra.
• Las setas se consideran verdura: su aporte principal es fibra y vitaminas hidrosolubles.

Composición nutricional por ración

Energía: 413 kcal
Hidratos de carbono: 75,5 g
Proteínas: 13,6 g
Lípidos: 20,73 g
    Ácidos grasos saturados: 0,49 g
    Ácidos grasos monoinsaturados: 4,87 g
    Ácidos grasos poliinsaturados: 12,3 g

SUSHI

Ingredientes

500 g de arroz para *sushi*
125 cc de vinagre de arroz
2,5 cucharadas soperas de azúcar
2,5 cucharaditas de postre de sal
2 hojas de alga nori
3 huevos
100 g de salmón rosado
1/2 aguacate
100 g de lomo de atún fresco

¿Cómo hacerlo?

1. Preparamos el arroz para *sushi*
• Lavamos el arroz frotándolo suavemente para desalmidonarlo. Cambiamos el agua 7 u 8 veces sin frotarlo, para no romper el grano.
• Añadimos medio litro de agua al arroz y lo ponemos a fuego máximo, tapado, durante 10 minutos. Después bajamos el fuego y lo cocinamos 11 minutos más a fuego mínimo. Lo apagamos y lo dejamos reposar 15 minutos antes de destapar la olla.
• Preparamos una mezcla con 125 cc de vinagre de arroz, 2,5 cucharadas de azúcar y 2,5 cucharaditas de sal. Vertemos el aderezo lentamente por todo el arroz, mezclándolo con una espátula.
• Enfriamos el arroz con un abanico o un ventilador, moviéndolo.
• Lo dejamos reposar durante una hora cubriendo el bol con un trapo húmedo.
2. Preparamos el relleno
• Hacemos una tortilla con los 3 huevos y un poco de azúcar. La cortamos a tiras de 1 cm aproximadamente.

- Cortamos el salmón y el atún también a tiras de 1 cm.
- Pelamos el aguacate y lo cortamos a tiras.
3. Elaboramos el *sushi*
- Colocamos la hoja de alga nori encima de una esterilla de *sushi*.
- Hacemos una capa de arroz sobre el alga dejando 1 cm en el extremo distal (para unir el rollo tras humedecer esta parte del alga cuando esté hecho).
- En el centro, colocamos las tiras de salmón, atún o tortilla junto con el aguacate.
- Lo enrollamos con ayuda de la esterilla y unimos el borde libre.
- Cortamos cada rollo en trozos de unos 2 cm.
- Lo servimos acompañado de salsa de soja, *wasabi* (pasta de rabanito picante para *sushi*) y escamas de jengibre.

Ideas

- Plato ligero y delicioso. Ideal para cenas especiales o en pareja.
- El arroz se puede elaborar con antelación para facilitar el proceso.
- Podemos hacer los rollos y congelarlos. Quedan muy bien y son un buen "fondo de congelador" para comidas inesperadas.
- Podemos variar el relleno al gusto, dejando volar la imaginación: surimi, pechuga de pollo rebozada, queso cremoso, frutas, etc.

¿Qué nos aporta?

- Hidratos de carbono de absorción lenta, procedentes del arroz.
- Proteínas de alto valor biológico, por el huevo, el atún y el salmón.
- Ácidos grasos monoinsaturados vegetales, procedentes del aguacate.
- Ácidos grasos poliinsaturados omega-3, por el pescado azul.
- Yodo, procedente del alga y el pescado.

Composición nutricional por ración

Energía: 646 kcal
Proteínas: 23 g
Hidratos de carbono: 100 g
Lípidos: 19 g
    Ácidos grasos saturados: 3,5 g
    Ácidos grasos monoinsaturados: 9 g
    Ácidos grasos poliinsaturados: 2,5 g

12. MIENTRAS CORREMOS

Barrita casera de trigo y ciruelas

Ingredientes (1 persona)

1/2 taza de copos de avena
1/2 taza de trigo inflado
1 cucharada de miel
1/2 yogur desnatado
5 g de ciruelas secas

¿Cómo hacerlo?

• Mezclamos media taza de avena, media taza de trigo inflado triturado, las ciruelas trituradas, la miel y el yogur.

• Lo colocamos en un molde, bien prensado.

• Lo metemos en el congelador unas 3 horas hasta que coja consistencia.

• Lo sacamos del congelador y lo cortamos con un cuchillo a tiras finas, tamaño barritas.

• Las envolvemos con papel film y las guardamos en el congelador o el frigorífico.

¿Qué nos aporta?

• Los copos de avena son ricos en vitaminas del grupo B, concretamente B1. Tienen un efecto tonificante y equilibrante del sistema nervioso central, con lo que son ideales contra la astenia o la fatiga y el estrés.

• Los copos de trigo inflado son interesantes por su contenido en fibra, vitaminas del complejo B, tocoferoles y polifenoles antioxidantes.

• El aporte de hidratos de carbono de los cereales se ve reforzado por los azúcares simples que aportan la miel y las ciruelas secas.

• Los cereales poseen proteínas de calidad intermedia, deficitarias en el aminoácido lisina, pero la combinación con los lácteos consigue una proteína de mayor calidad.

Composición nutricional por ración

Energía: 308,5 kcal
Proteínas: 9,8 g
Hidratos de carbono: 74,8 g
Lípidos: 2,8 g

BARRITA CASERA DE ARROZ Y CHOCOLATE

Ingredientes (1 persona)

1/2 taza de copos de avena
1/2 taza de arroz inflado
1 cucharada de miel
1/2 yogur desnatado
1 cucharada de pepitas de chocolate

¿Cómo hacerlo?

• Mezclamos media taza de avena, media taza de arroz inflado triturado, las pepitas de chocolate, la miel y el yogur.

• Lo colocamos en un molde, bien prensado.

• Lo metemos en el congelador unas 3 horas hasta que coja consistencia.

• Lo sacamos del congelador y lo cortamos con un cuchillo a tiras finas, tamaño barritas.

• Las envolvemos con papel film y las guardamos en el congelador o el frigorífico.

¿Qué nos aporta?

• Es muy rica en hidratos de carbono, igual que la barrita anterior, pero con la particularidad del arroz inflado, que se caracteriza por ser de fácil digestión.

• El chocolate es rico en flavonoides, concretamente epicatequina, con un papel cardioprotector y antioxidante importante.

Composición nutricional por ración

Energía: 360 kcal
Proteínas: 9,9 g
Hidratos de carbono: 77,6 g
Lípidos: 3,8 g
Ácidos grasos saturados: 1,8 g
Ácidos grasos monoinsaturados: 1 g
Ácidos grasos poliinsaturados: 0,1 g

Barrita de cereales y pasas

Ingredientes (2 personas)

1/2 yogur desnatado
1/2 taza de copos de avena
1/4 de taza de arroz inflado
1/4 de taza de copos de maíz
10 g de pasas
1 cucharada de mermelada de melocotón

¿Cómo hacerlo?

• Mezclamos media taza de avena, media taza de arroz inflado triturado, los copos de maíz, las pasas trituradas, la mermelada y el yogur.

• Lo colocamos en un molde, bien prensado.

• Lo metemos en el congelador unas 3 horas hasta que coja consistencia.

• Lo sacamos del congelador y lo cortamos con un cuchillo a tiras finas, tamaño barritas.

• Las envolvemos con papel film y las guardamos en el congelador o el frigorífico.

¿Qué nos aporta?

• Hidratos de carbono complejos por la avena, el arroz y el maíz, y simples por la mermelada y las pasas.

• Los copos de maíz destacan por su potencial antioxidante, debido a su riqueza en betacarotenos.

• El yogur completa los aminoácidos de los cereales dando proteínas de calidad.

Composición nutricional por ración

Energía: 235,4 kcal
Proteínas: 6,1 g
Hidratos de carbono: 54,4 g
Lípidos: 1,4 g

COMPOTA DE FRUTAS

Ingredientes (2 personas)

100 g de manzana roja
50 g de pasas de Corinto
50 g de dátiles
10 g de almendras
1/2 vasito de *brandy*

¿Cómo hacerlo?

• Pelamos y cortamos la manzana a trozos grandes.
• Batimos la manzana junto con las pasas.
• A parte, batimos los dátiles (sin hueso) con las almendras y el *brandy*.
• Mezclamos la pasta resultante con la manzana y las pasas.
• La colocamos en frascos de cristal y la dejamos reposar tapada unos días.

Ideas

• Se puede congelar.
• Para facilitar su consumo, podemos darle forma de barrita o de bombón.

¿Qué nos aporta?

• Es muy rica en hidratos de carbono de rápida absorción, sobre todo por las pasas, los dátiles y la manzana.
• La manzana es muy rica en flavonoides y quercetina, con propiedades antioxidantes.
• Las almendras tienen un alto contenido en grasas, sobre todo insaturadas. Poseen un gran contenido en fibra, mayor que el resto de los frutos secos. Y son una buena fuente de vitaminas del grupo B y E, de acción antioxidante.

Composición nutricional por ración

Energía: 288 kcal
Proteínas: 2,4 g
Hidratos de carbono: 62,7 g
Lípidos: 6,3 g
 Ácidos grasos saturados: 0,4 g
 Ácidos grasos monoinsaturados: 4,5 g
 Ácidos grasos poliinsaturados: 0,9 g

GEL ENERGÉTICO CASERO DE GELATINA

Ingredientes

1 tarrina de gelatina comercial de sabores
1 pizca de sal
6 cucharadas de panela
3 cucharadas de azúcar
1/2 vaso de bebida isotónica tipo Aquarius

¿Cómo hacerlo?

• Rallamos la panela.
• Mezclamos todos los ingredientes en un bol.
• Lo calentamos 1 minuto y medio en el microondas.
• Lo removemos hasta que se disuelva todo bien.
• Lo colocamos en raciones.
• Lo dejamos enfriar en la nevera hasta que adquiera consistencia semisólida.

Ideas

• Para envasar el gel en raciones individuales, podemos usar botellitas pequeñas de agua vacías con "pitorro" especial para facilitar la bebida, bolsas de plástico pequeñas con cierre hermético o recipientes especiales que podemos encontrar en algunas tiendas especializadas en deportes.

¿Qué nos aporta?

• Este producto nos aporta sobre todo azúcares rápidos e hidratación.
• La panela es un producto obtenido a partir de la deshidratación de la caña de azúcar. Está compuesto sobre todo por sacarosa (de un

75% a un 85%), fructosa y una pequeña proporción de proteínas vegetales, minerales y vitaminas.

• La gelatina es una sustancia obtenida del colágeno y las proteínas son su componente natural más abundante, aunque carece de algunos aminoácidos esenciales. Las gelatinas comerciales llevan, además, una cantidad elevada de azúcares que en este caso nos favorecen. Son muy ricas en agua.

Composición nutricional (por las cantidades indicadas)

Energía: 503 kcal
Proteínas: 1,5 g
Hidratos de carbono: 122,9 g
Lípidos: 0 g

GEL ENERGÉTICO CASERO CON FRUTA FRESCA

Ingredientes

2 cucharadas de fructosa
2 cucharadas de melaza de caña
2 cucharadas de jarabe de glucosa
100 g de fruta fresca (fresas, plátano, kiwi)
2 g de pasas muy picadas
1 cucharada de miel
1,5 l de agua

¿Cómo hacerlo?

• Cocemos, a fuego lento, la fruta pelada y troceada y las pasas en el agua.

• Lo retiramos del fuego y añadimos la melaza, el jarabe de glucosa, la fructosa y la miel.

• Lo trituramos con la batidora.

• Lo envasamos en raciones individuales.

• Lo enfriamos.

Ideas

• En lugar de fruta fresca, podemos usar mermelada o compota de fruta.

¿Qué nos aporta?

• El aporte principal son azúcares rápidos para obtener energía inmediata.

• Agua para favorecer la hidratación.

Composición nutricional (por las cantidades indicadas)

Energía: 335,60 kcal
Proteínas: 0,6 g
Hidratos de carbono: 85,7 g
Lípidos: 0,1 g

Bebida energética casera con refresco

Ingredientes

50 g de maltodextrina
20 g de azúcar
1/4 de cucharadita de sal baja en sodio
1 l de agua
1/2 l de refresco sin gas

¿Cómo hacerlo?

• Mezclamos bien los ingredientes.
• Lo calentamos sin que llegue a hervir para que se disuelva bien.
• Lo envasamos en dosis individuales.
• Lo enfriamos.

¿Qué nos aporta?

• Nos aporta hidratación y energía en forma de hidratos de carbono.

• La maltodextrina es un hidrato de carbono complejo formada por 7 o más unidades de glucosa, por lo que contribuye a mantener la glucemia a niveles constantes, asegurando un suministro de energía progresivo sin provocar incrementos bruscos de glucemia. Las bebidas con maltodextrina se digieren mejor, tienen menor osmolaridad y proporcionan menor sensación de saciedad, lo que permite una mayor ingesta de líquido.

Composición nutricional (por las cantidades indicadas)

Energía: 517 kcal
Proteínas: 0 g
Hidratos de carbono: 129,6 g
Lípidos: 0 g

13. DESPUÉS DE CORRER

Ración de recuperación

YOGUR HELADO DE FRESAS

Ingredientes (1 persona)

- 100 g de fresas
- 1 yogur desnatado natural (125 cc)
- 2 cucharadas de postre de gelatina
- 1 clara de huevo
- 2 cucharadas de azúcar

¿Cómo hacerlo?

- Limpiamos las fresas y las cortamos en trozos grandes.
- Batimos las fresas junto con el yogur desnatado.
- Disolvemos la gelatina en agua caliente y la mezclamos con el batido hasta que quede bien homogéneo.
- Lo metemos en el congelador hasta que quede parcialmente congelado. Lo sacamos y lo volvemos a batir hasta que quede cremoso. Repetimos dos veces la operación.
- La segunda vez, añadimos las claras de huevo batidas a punto de nieve y lo mezclamos bien.
- Lo endulzamos con azúcar al gusto.
- Lo volvemos a congelar.

Ideas

- Lo sacamos unos minutos antes del congelador para que sea más suave.
- Para hacerlo más ligero, podemos endulzarlo con algún edulcorante líquido en lugar de azúcar.

• Podemos elaborar el helado de yogur con cualquier otra fruta de temporada.

¿Qué nos aporta?

• Hidratos de carbono simples por el azúcar y las fresas, para recuperar los depósitos de glucógeno.

• Proteínas de alta calidad sin aporte extra de grasas, por la gelatina, la clara de huevo y el yogur desnatado.

Composición nutricional por ración

Energía: 103 kcal
Proteínas: 8,15 g
Hidratos de carbono: 16,4 g
Lípidos: 0,64 g

FLAN DE PLÁTANOS

Ingredientes (2-3 personas)

1 y 1/2 plátanos maduros
100 cc de leche condensada
2 huevos
1 limón
Azúcar para caramelizar

¿Cómo hacerlo?

• Ponemos en un cazo al fuego medio litro de agua, la leche condensada y la corteza de limón.
• Batimos los huevos.
• Añadimos la leche caliente lentamente mientras removemos.
• Agregamos el plátano aplastados con un tenedor.
• Retiramos la corteza de limón.
• Vertemos la mezcla en un molde caramelizado.
• Lo cocemos en el horno al baño María unos 30-40 minutos (hasta que esté cuajado).
• Lo desmoldamos en frío.

Ideas

• Receta ideal también como postres o merienda.
• Fácil y agradable de consumir.

¿Qué nos aporta?

• El plátano es una fruta rica en azúcares, muy energético y con un aporte importante de potasio, magnesio y ácido fólico. Es rico en taninos, con acción astringente.

• Los huevos son fuente de proteínas de alto valor biológico.

• La leche condensada es muy energética y ayuda a la recuperación tras un desgaste físico, al ser especialmente rica en azúcares. Al deshidratarse, contiene tres veces más proteínas y grasa que la leche normal y es muy rica en calcio.

Composición nutricional (por flan)

Energía: 370 kcal
Proteínas: 18,5 g
Hidratos de carbono: 35,55 g
Lípidos: 16,8 g
      Ácidos grasos saturados: 5,9 g
      Ácidos grasos poliinsaturados: 5,4 g
      Ácidos grasos monoinsaturados: 1,2 g

BATIDO DE KIWI CON PIÑA

Ingredientes (1 persona)

1 kiwi
1 yogur natural descremado
1/2 limón
1 vaso de zumo de piña
1 vaso de refresco de limón

¿Cómo hacerlo?

• Batimos el kiwi pelado con el zumo de piña.
• Rallamos la corteza de medio limón.
• Mezclamos el batido de kiwi, el zumo de limón, la ralladura de piel del limón y el yogur.
• Lo mezclamos con hielo picado batiéndolo bien.
• Lo servimos con un poco de refresco de limón.

Ideas

• El hielo y el refresco de limón la hacen una bebida ideal para días calurosos y son una ayuda importante en la rehidratación tras un esfuerzo.

¿Qué nos aporta?

• Sobre todo azúcares de absorción rápida, por el kiwi, el zumo de piña y el refresco de limón.

• Proteínas de alto valor biológico que ayudan en la recuperación, por el yogur, que, al ser descremado, no aporta un plus de grasa.

Composición nutricional por ración

Energía: 180 kcal
Proteínas: 3,8 g
Hidratos de carbono: 39,2 g
Lípidos: 2 g

Batido de cacao y plátano

Ingredientes (1 persona)

1 vaso de leche entera
1 cucharada de postre de leche en polvo
1 cucharada sopera de cereales para desayunar
1 cucharada de postre de azúcar
1 cucharada de postre de cacao en polvo
1 plátano

¿Cómo hacerlo?

• Pelamos el plátano.
• Mezclamos todos los ingredientes y los trituramos en la batidora.

Ideas

• Si queremos aligerar el batido, podemos sustituir la leche entera por leche descremada o agua.

• Si nos resulta demasiado espeso o saciante, podemos obviar los cereales.

¿Qué nos aporta?

• Es un batido muy energético, rico en hidratos de carbono de absorción rápida (por el azúcar y el plátano) y lenta (por los cereales). Eso lo hace ideal a la hora de reponer los depósitos de glucógeno.

• Contiene también proteínas lácteas, que ayudan en esa recuperación.

Composición nutricional por ración

Energía: 228,6 kcal
Proteínas: 7,7 g
Hidratos de carbono: 44,2 g
Lípidos: 2,1 g
     Ácidos grasos saturados: 1 g
     Ácidos grasos poliinsaturados: 0,5 g
     Ácidos grasos monoinsaturados: 0,05 g

BATIDO DE FRESAS

Ingredientes (1 persona)

1 yogur griego (150 ml)
10 g de leche descremada en polvo
60 g de fresas
10 g de miel

¿Cómo hacerlo?

• Limpiamos las fresas y les retiramos las hojas.
• Mezclamos el yogur con la leche en polvo, la miel y las fresas.
• Lo batimos todo junto.

Ideas

• Si el yogur es azucarado, añadimos un plus de hidratos de carbono simples.
• Podemos sustituir el yogur griego por yogur descremado para hacer el batido más *light*.
• Si lo congelamos, puede consumirse en forma de helado, ideal si hace calor.

¿Qué nos aporta?

• Hidratos de carbono de absorción rápida por la miel y las fresas.
• Proteínas de alto valor biológico por el yogur y la leche en polvo.

Composición nutricional por ración

Energía: 167,3 kcal
Proteínas: 8,28 g
Hidratos de carbono: 23,46 g
Lípidos: 4,3 g

Ácidos grasos saturados: 0,9 g
Ácidos grasos poliinsaturados: 0,35 g
Ácidos grasos monoinsaturados: 0,3 g

BATIDO DE MANGO

Ingredientes

1 mango
250 ml de leche desnatada
2 galletas integrales de avena
2 cucharadas de leche en polvo desnatada
2 claras de huevo pasteurizadas

¿Cómo hacerlo?

• Pelamos y troceamos el mango.
• Troceamos las galletas y las mezclamos con la leche, la leche en polvo y las claras de huevo.
• Incorporamos el mango.
• Lo batimos hasta que quede homogéneo.

Ideas

• Si queremos hacer un batido con menos aporte proteico, podemos eliminar la leche en polvo y/o las claras de huevo.

¿Qué nos aporta?

• Azúcares rápidos por el mango y de absorción más lenta por las galletas de avena.
• Proteínas de alta calidad por la leche, que al ser desnatada no aporta el plus de grasa, y las claras de huevo.

Composición nutricional por ración

Energía: 250,5 kcal
Proteínas: 15 g
Hidratos de carbono: 42,65 g
Lípidos: 3,4 g
Ácidos grasos saturados: 1,46 g
Ácidos grasos poliinsaturados: 0,62 g
Ácidos grasos monoinsaturados: 0,1 g

LICUADO DE FRUTAS

Ingredientes

1 yogur de frutas
2 cucharadas de leche en polvo desnatada
2 claras batidas
200 g de fruta fresca variada
1 cucharada de semillas de sésamo
Hielo picado

¿Cómo hacerlo?

• Limpiamos y pelamos la fruta. La troceamos.
• Mezclamos el yogur con la leche en polvo, las claras batidas y la fruta.
• Lo batimos.
• Incorporamos un poco de hielo picado.
• Lo espolvoreamos con las semillas de sésamo.

Ideas

• Es una buena base para elaborar polos caseros, que apetecen mucho en temporada de calor.

¿Qué nos aporta?

• Las semillas de sésamo poseen una cantidad elevada de proteínas, además de ser ricas en metionina, un aminoácido esencial. Contienen grasa insaturada y lecitina, indicada para reducir el colesterol. Son también ricas en calcio y fibra, con función reguladora del tránsito gastrointestinal.
• Es una fuente importante de azúcares por la fruta y el yogur de frutas.
• La leche y las claras de huevo aportan proteínas de alto valor biológico.

Composición nutricional por ración

Energía: 223,5 kcal
Proteínas: 18,2 g
Hidratos de carbono: 29,5 g
Lípidos: 3,1 g

Ácidos grasos saturados: 0,75 g
Ácidos grasos poliinsaturados: 1 g
Ácidos grasos monoinsaturados: 0,9 g

LICUADO DE NARANJA Y GERMEN DE TRIGO

Ingredientes (1 persona)

1 vaso de jugo de naranja
1 yema de huevo
1 cucharada de miel
1 cucharadita de germen de trigo

¿Cómo hacerlo?

• Hacemos un zumo de naranja exprimiendo 3 naranjas.
• Batimos la yema de huevo y la mezclamos con el zumo.
• Añadimos la cucharada de miel y lo mezclamos bien (podemos hacerlo en una coctelera).
• Lo espolvoreamos con el germen de trigo.

Ideas

• Es una bebida muy refrescante, hidratante y energética, ideal tras un esfuerzo exhaustivo.

¿Qué nos aporta?

• Hidratos de carbono rápidos por la miel y el zumo de naranja.
• Un plus de energía por la yema de huevo, rica en grasas.
• El germen de trigo es una fuente natural de antioxidantes, concretamente vitamina E. Es también rico en vitaminas del grupo B, proteínas y ácidos grasos esenciales.

Composición nutricional por ración

Energía: 174,3 kcal
Proteínas: 3,8 g
Hidratos de carbono: 32 g
Lípidos: 2,8 g
Ácidos grasos saturados: 0,8 g
Ácidos grasos poliinsaturados: 1,1 g
Ácidos grasos monoinsaturados: 0,3 g

Dieta de recuperación

Arroz cuatro delicias

Ingredientes

200 g de arroz
20 g de pasas
100 g de piña
100 g de salmón ahumado cortado a dados
50 g de maíz dulce en conserva

¿Cómo hacerlo?

• Hervimos el arroz en abundante agua con sal.
• Pelamos la piña y la cortamos a dados.
• Mezclamos el arroz con las pasas, los dados de piña y de salmón ahumado y el maíz.

Ideas

• Podemos utilizar piña en conserva al natural si no disponemos de piña fresca.
• Los ingredientes para mezclar con el arroz (base del plato) pueden variar según preferencias o disponibilidad.

¿Qué nos aporta?

• Es un plato muy rico en hidratos de carbono. Los complejos están representados por el arroz y el maíz, y los rápidos por la piña y las pasas.
• Las proteínas no son muy abundantes, pero sí son de alto valor biológico, completas.
• Es un plato pobre en grasas, y las que tiene son cardiosaludables y beneficiosas para la salud, ya que el salmón es un pescado azul rico en omega-3.

Composición nutricional por ración

Energía: 508,9 kcal
Proteínas: 9,3 g
Hidratos de carbono: 91 g
Lípidos: 6,5 g
    Ácidos grasos saturados: 1,5 g
    Ácidos grasos monoinsaturados: 2,1 g
    Ácidos grasos poliinsaturados: 1,5 g

PASTA CON VERDURAS

Ingredientes

200 g de pasta italiana (la forma que más nos guste)
50 g de calabacín
50 g de puerro
50 g de berenjena
50 g de zanahoria
50 g de champiñones
50 g de queso parmesano rallado
1 cucharada de aceite de oliva
Pimienta y orégano en polvo

¿Cómo hacerlo?

• Lavamos y cortamos las verduras y las setas a bastoncitos.
• Las salteamos con un poco de aceite de oliva a fuego lento para que se pochen.
• Hervimos la pasta en abundante agua hasta que esté hecha *al dente*.
• La escurrimos y la mezclamos con las verduras.
• Añadimos pimienta, orégano y un poco de parmesano rallado.

Ideas

• Podemos saltear más cantidad de verduras de las que indica la receta y congelarlas para otro día, en el que para elaborar el plato solo tendremos que hervir la pasta.
• Es un plato apetecible y no cargante.

¿Qué nos aporta?

• Este plato nos aporta sobre todo hidratos de carbono de absorción lenta, minerales, vitaminas y fibra, y llena nuestros depósitos de glucógeno de manera sana y sabrosa.

Composición nutricional por ración

Energía: 604 kcal
Proteínas: 27 g
Hidratos de carbono: 92,7 g
Lípidos: 18,1 g
    Ácidos grasos saturados: 5,9 g
    Ácidos grasos monoinsaturados: 7,7 g
    Ácidos grasos poliinsaturados: 3,5 g

ÑOQUIS DE PATATA AL PESTO

Ingredientes

500 g de ñoquis de patata
3 cucharadas de aceite de oliva
2 dientes de ajo
1 ramito de albahaca o albahaca desecada
25 g de parmesano rallado
1 puñado (con la mano cerrada) de piñones
Sal y pimienta

¿Cómo hacerlo?

• Hervimos los ñoquis en abundante agua con sal hasta que queden *al dente*.

• Picamos la albahaca, los dientes de ajo y los piñones.

• Lo salpimentamos.

• Añadimos el aceite lentamente mientras vamos mezclando los ingredientes, hasta que quede una pasta homogénea.

• Mezclamos los ñoquis con la salsa.

• Lo espolvoreamos con el parmesano rallado.

Ideas

• Si queremos hacer la receta más ligera y con menor contenido graso, podemos aliñar los ñoquis con una salsa menos calórica y eliminar el queso parmesano.

• Un ejemplo es con salsa de setas. Los ingredientes son: 100 g de champiñones, 1 cebolla mediana, 1/2 diente de ajo, tomillo, laurel, perejil, 1 vaso de caldo de carne y 1 cucharada de postre de concentrado de tomate. La elaboramos de la siguiente manera: rehogamos los champiñones y la cebolla cortada en un poco de aceite de oliva a fuego suave. En una cazuela, cocemos durante 5-10 minutos 1 vaso de caldo de carne, el diente de ajo, el laurel, el tomillo, el perejil y el concentrado de tomate. Lo salpimentamos y lo pasamos por el chino. Añadimos los champiñones y lo mezclamos con los ñoquis.

¿Qué nos aporta?

• La base de la receta son los ñoquis, elaborados a partir de patata, aunque también se les puede añadir sémola de trigo o ricota. Sus cualidades nutritivas son energéticas, con alto contenido en hidratos de carbono complejos.

• El pesto es una salsa italiana cuyas características nutricionales son las propias de sus ingredientes principales: el aceite de oliva y los piñones, ricos en grasas cardiosaludables. La albahaca es una hierba aromática que le da el sabor y el aroma característicos pero que no aporta ninguna característica nutricional.

• El queso parmesano es un queso curado muy rico en calcio, proteínas lácteas y grasas de tipo saturado.

Composición nutricional por ración

Energía: 512 kcal
Proteínas: 14,5 g
Hidratos de carbono: 68,5 g
Lípidos: 18,2 g
    Ácidos grasos saturados: 2,7 g
    Ácidos grasos monoinsaturados: 11,1 g
    Ácidos grasos poliinsaturados: 3,8 g

TORTILLA DE PATATAS Y SETAS

Ingredientes

4 huevos
400 g de patatas
100 g de setas
1 cucharada de aceite de oliva

¿Cómo hacerlo?

• Pelamos las patatas y las cortamos a láminas finas.

• Las cocemos en el microondas unos 15 minutos a potencia máxima con un poco de sal y aceite de oliva.

• Limpiamos las setas y las salteamos con un poco de aceite de oliva a fuego medio durante unos 10 minutos.

• Batimos los huevos y añadimos las patatas y las setas.

• Hacemos una tortilla en una sartén antiadherente.

Ideas

• Las setas pueden sustituirse por otras verduras, como calabacín, cebolla, espinacas, etc.

• Si queremos aumentar la cantidad de hidratos de carbono, podemos añadir guisantes a la tortilla o hacer un bocadillo de tortilla.

¿Qué nos aporta?

- Hidratos de carbono de absorción lenta por la patata.
- Proteínas de alto valor biológico por el huevo.
- Es un plato pobre en grasa.

Composición nutricional por ración

Energía: 442 kcal
Proteínas: 14,2 g
Hidratos de carbono: 68,8 g
Lípidos: 11,3 g
      Ácidos grasos saturados: 2,1 g
      Ácidos grasos monoinsaturados: 5,3 g
      Ácidos grasos poliinsaturados: 1,1 g

14. TENTEMPIÉS: DESAYUNOS Y MERIENDAS

BROCHETA DE FRUTA CON CREMA DE YOGUR Y YOGUR HELADO

Ingredientes

1 melocotón
4 fresas
4 granos de uva
1 yogur natural descremado
1 cucharada de crema de leche
Canela en polvo

¿Cómo hacerlo?

- Batimos medio yogur descremado y lo congelamos.
- Montamos las brochetas con las fresas, el melocotón pelado y cortado a dados y las uvas.
- Batimos el resto del yogur con un poco de crema de leche y canela en polvo.
- Cubrimos las brochetas con la crema de yogur.
- Las acompañamos con una bola de yogur helado.

Ideas

- Las frutas se pueden variar según temporada y preferencias.
- Si no nos apetece el acompañamiento con yogur helado, podemos poner todo el yogur en la crema de yogur.
- Para aligerar el plato, se puede suprimir la crema de leche.
- Si lo que interesa es aumentar la cantidad de hidratos de carbono, podemos añadir azúcar, miel o mermelada a la receta.

¿Qué nos aporta?

- Principalmente hidratos de carbono de absorción rápida, por las frutas.
- Proteínas de alto valor biológico y calcio, por el yogur.

Composición nutricional por ración

Energía: 154 kcal
Proteínas: 5,82 g
Hidratos de carbono: 23,79 g
Lípidos: 3,9 g
     Ácidos grasos saturados: 1,7 g
     Ácidos grasos monoinsaturados: 0,8 g
     Ácidos grasos poliinsaturados: 0,08 g

COCA DE CEREZAS

Ingredientes (para 4 personas)

1/4 de kg de cerezas
4 cucharadas de aceite de oliva virgen
5 cucharadas de harina
1 vaso de leche desnatada
Sal
Azúcar glas
1 cucharada de almendra cruda rallada

¿Cómo hacerlo?

- Mezclamos la harina, el aceite y el vaso de leche hasta que quede una masa cremosa. La salamos.
- Disponemos las cerezas en un molde untado de mantequilla.
- Añadimos la masa.
- La espolvoreamos con la almendra cruda rallada.
- La horneamos a 160 °C durante 40 minutos.
- La desmoldamos y la espolvoreamos con el azúcar glas.

Ideas

- En lugar de cerezas, podemos utilizar cualquier otra fruta: frambuesas, manzana, pera, etc.
- Se pueden elaborar cocas individuales colocando la masa en moldes pequeños.

¿Qué nos aporta?

• Azúcares complejos, por la harina, y rápidos, por las cerezas.

• Proteínas, procedentes de la leche y la almendra.

• Grasas, con predominio de las insaturadas, procedentes sobre todo de la almendra y el aceite de oliva.

Composición nutricional por ración

Energía: 216,3 kcal
Proteínas: 3,8 g
Hidratos de carbono: 23,8 g
Lípidos: 11,7 g
     Ácidos grasos saturados: 1,5 g
     Ácidos grasos monoinsaturados: 8 g
     Ácidos grasos poliinsaturados: 9,4 g

CREPES

Ingredientes para la masa (10 unidades)

125 g de harina
3 dl de leche
1 huevo
1 cucharada de aceite de oliva
Sal

¿Cómo hacerlo?

• Tamizamos la harina y la sal y lo colocamos en un bol formando un hueco en el centro.

• Batimos el huevo y lo mezclamos con la leche.

• Vertemos la mezcla lentamente en el hueco del bol y la vamos removiendo bien con la harina.

• Para hacer las crepes: calentamos un poco de aceite en una sartén antiadherente no muy grande y vertemos un poco de pasta hasta cubrir la sartén con una capa fina.

• La cocemos a fuego medio hasta que cuaje la masa, le damos la vuelta para cocer el otro lado y la retiramos.

• Las rellenamos con los ingredientes que más nos apetezcan: mermelada, compota de frutas, fruta fresca, jamón, queso, espárragos, etc. ¡Hay miles de variedades!

Ideas

• Podemos congelarlas y conservarlas para utilizarlas cuando sea necesario.

• Podemos rellenarlas con diferentes ingredientes y darles un gusto salado o dulce según apetezca: plátano y azúcar, jamón y queso, espárragos y *brie*, etc.

¿Qué nos aporta?

• La masa de la crepe nos aporta hidratos de carbono complejos y proteínas de alto valor biológico.

• Según la calidad del relleno que escojamos, modificamos el aporte nutricional: si añadimos fruta, mermelada, miel, compotas de fruta, etc., aumentamos los azúcares; si añadimos jamón, queso, pavo, atún, etc., aumentamos el aporte de proteínas.

Composición nutricional por ración (sin el relleno)

Energía: 81,6 kcal
Proteínas: 2,8 g
Hidratos de carbono: 10,7 g
Lípidos: 2,9 g
    Ácidos grasos saturados: 0,9 g
    Ácidos grasos monoinsaturados: 1,2 g
    Ácidos grasos poliinsaturados: 0,2 g

PASTEL DE ZANAHORIA

Ingredientes (para 6 personas)

175 g de mantequilla
175 g de azúcar moreno
2 huevos
225 g de harina integral
225 g de zanahorias
90 g de pasas
60 g de nueces picadas
3 cucharaditas de bicarbonato sódico
1 cucharadita de levadura en polvo
1/2 cucharadita de canela en polvo
1/2 cucharadita de nuez moscada en polvo
Sal

1/2 cucharadita de semillas de cardamomo trituradas
Azúcar glas para decorar

¿Cómo hacerlo?

* Batimos la mantequilla y el azúcar.
* Añadimos los huevos batidos y lo mezclamos bien.
* Colocamos la harina en un bol junto con el bicarbonato, la levadura, la canela, la nuez moscada y un poco de sal.
* Incorporamos los huevos con la mantequilla a la harina y lo mezclamos bien.
* Pelamos las zanahorias y las rallamos.
* Añadimos las zanahorias, las pasas, las nueces picadas y las semillas de cardamomo y lo batimos bien hasta que quede bien mezclado.
* Lo colocamos en un molde con papel encerado en la base.
* Lo horneamos a 175 °C durante unos 45 minutos.
* Lo espolvoreamos con el azúcar glas una vez desmoldado y frío.

Ideas

* Podemos sustituir la zanahoria por manzana, dando al pastel un gusto más dulce, o por otra verdura (brócoli, espinacas, etc.).
* Si queremos hacer el pastel más saludable, podemos sustituir la totalidad de la mantequilla o parte de ella por aceite de oliva.

¿Qué nos aporta?

* Las zanahorias son una excelente fuente de vitaminas A y C.
* La harina integral es rica en vitaminas del grupo B.
* Las nueces nos aportan gran cantidad de grasas cardiosaludables.
* Las pasas, el azúcar y la harina son fuentes energéticas ricas en hidratos de carbono.

Composición nutricional por ración

Energía: 642 kcal
Proteínas: 13,5 g
Hidratos de carbono: 71,9 g
Lípidos: 31,2 g
  Ácidos grasos saturados: 15,6 g
  Ácidos grasos monoinsaturados: 8,9 g
  Ácidos grasos poliinsaturados: 4,7 g

PAN DE JENGIBRE

Ingredientes (para 6 personas)

125 g de mantequilla
225 g de azúcar moreno
300 g de harina
1 dl de almíbar
2 cucharaditas de levadura
2 cucharaditas de jengibre fresco
1 cucharadita de nuez moscada en polvo
1 huevo

¿Cómo hacerlo?

• Derretimos la mantequilla, el azúcar y el almíbar a fuego lento en una cazuela.
• Agregamos un poco de agua caliente y lo retiramos.
• Mezclamos la harina y la levadura y lo colocamos en un bol con un hueco en el centro.
• Añadimos el jengibre pelado y rallado, nuez moscada y un huevo batido.
• Añadimos lentamente la mezcla de mantequilla y almíbar en el hueco.
• Lo mezclamos lentamente con la harina hasta formar una masa.
• Lo ponemos en un molde con papel encerado.
• Lo horneamos a 165 °C durante una hora o una hora y media.
• Lo enfriamos y lo desmoldamos.

Ideas

• Podemos añadirle una mezcla de frutas confitadas a trocitos para hacer una especie de *plum cake*.
• Se conserva muy bien en el congelador.

¿Qué nos aporta?

• Nos aporta sobre todo energía, en forma de hidratos de carbono y en forma de grasas. Los glúcidos están representados por el azúcar y el almíbar, de absorción rápida, y la harina, de absorción lenta.

Composición nutricional por ración

Energía: 503,3 kcal
Proteínas: 5,9 g

Hidratos de carbono: 78,6 g
Lípidos: 18,8 g
  Ácidos grasos saturados: 10,4 g
  Ácidos grasos monoinsaturados: 5,3 g
  Ácidos grasos poliinsaturados: 0,8 g

BRIOCHE DE MANZANA

Ingredientes (para 8 personas)

300 g de harina
300 g de azúcar
300 g de mantequilla
5 huevos
3 manzanas tipo Golden

¿Cómo hacerlo?

• Batimos la mantequilla y el azúcar hasta que quede homogéneo.
• Añadimos los huevos batidos y la harina.
• Lo colocamos en un molde.
• Pelamos y cortamos la manzanas a trozos finos y las colocamos encima de la masa.
• Lo horneamos a unos 170 ºC durante 30 minutos y luego 30 minutos más a horno medio.

Ideas

• La manzana puede sustituirse por otras frutas según preferencias y disponibilidad: pera, melocotón, mango, etc.

¿Qué nos aporta?

• El aporte es principalmente energético, en forma de hidratos y grasas.
• Los glúcidos son de absorción rápida (el azúcar y la manzana) y de absorción lenta (la harina).

Composición nutricional por ración

Energía: 633,5 kcal
Proteínas: 8 g
Hidratos de carbono: 741,8 g
Lípidos: 35,4 g

Ácidos grasos saturados: 19 g
Ácidos grasos monoinsaturados: 10 g
Ácidos grasos poliinsaturados: 1,3 g

COPA DE YOGUR CON ARÁNDANOS Y MORAS

Ingredientes

1 yogur griego
1 yogur desnatado
200 g de moras y arándanos
2 cucharadas de mermelada de arándanos o frambuesa
30 g de nueces peladas
2 galletas tipo maría

¿Cómo hacerlo?

- Trituramos las galletas.
- Mezclamos el yogur griego con el yogur desnatado y los batimos.
- En una copa o un bol individual y transparente, colocamos: una cucharada de mermelada, una capa de galleta triturada, una capa de fruta y una capa de yogur.
- Lo espolvoreamos con las nueces troceadas.
- Lo conservamos en la nevera hasta el momento de servirlo.

Ideas

- Las galletas pueden sustituirse por cereales tipo arroz, trigo o maíz inflado.
- La fruta y la mermelada se pueden variar: melocotón, fresa, manzana, etc.
- Podemos congelarlo y hacer una copa helada.

¿Qué nos aporta?

- Glúcidos simples, por la fruta y la mermelada. La galleta está compuesta por glúcidos complejos.
- Proteína láctea de alto valor biológico.
- Las nueces son ricas en grasas cardiosaludables.

Composición nutricional por ración

Energía: 258,6 kcal
Proteínas: 7,95 g
Hidratos de carbono: 20,75 g

Lípidos: 13,9 g
    Ácidos grasos saturados: 1,9 g
    Ácidos grasos monoinsaturados: 1,4 g
    Ácidos grasos poliinsaturados: 5,3 g

GALLETAS DE NUEZ

Ingredientes (2 personas = 10 unidades)

25 g de harina de trigo
10 g de harina de maíz
1/4 cucharadita de levadura en polvo
15 g de mantequilla
15 g de azúcar
1 cucharadita de azúcar avainillado
1 huevo
12 g de nuez molida
10 mitades de nueces peladas (unos 25 g)

¿Cómo hacerlo?

• Tamizamos los dos tipos de harina y la levadura en un bol.
• Añadimos la mantequilla, el azúcar, el azúcar avainillado, el huevo y la nuez molida.
• Lo batimos con la batidora hasta que quede una masa uniforme.
• Formamos un rollo con la masa y lo dejamos reposar en el frigorífico unas 4 horas.
• Cortamos el rollo a rodajas de unos 0,5 cm de grosor.
• Las colocamos en una bandeja para horno forrada con papel para hornear.
• Las pintamos con clara de huevo y colocamos media nuez encima.
• Las horneamos a 200 °C durante 12 minutos.

Ideas

• Utilizando la misma base de masa, podemos hacer las galletas con distintos frutos secos (almendras, avellanas, piñones, etc.) o con frutas secas (ciruelas, pasas, orejones, etc.). En este último caso, aumentamos el aporte de hidratos de carbono rápidos y disminuimos bastante el aporte de grasas de la receta.

¿Qué nos aporta?

• Aportan sobre todo energía en forma de hidratos de carbono de absorción lenta (las harinas de trigo y maíz) y rápida (el azúcar).

• También es importante su aporte energético en forma de grasas.

• En la composición de las nueces abundan los ácidos grasos poliinsaturados, además de lecitina. Entre los ácidos grasos, destaca el linoleico, ácido graso esencial para el organismo con capacidad de reducir el nivel de colesterol, y el linolénico, que pertenece a la serie omega-3.

Composición nutricional por ración

Energía: 337 kcal
Proteínas: 7,6 g
Hidratos de carbono: 25,3 g
Lípidos: 21 g
   Ácidos grasos saturados: 5,4 g
   Ácidos grasos monoinsaturados: 4,2 g
   Ácidos grasos poliinsaturados: 7,4 g

PAN DE CEDRO

Ingredientes (2 personas = 10 unidades)

1 clara de huevo
1/2 limón
125 g de azúcar
150 g de almendra molida
60 g de azúcar glas

¿Cómo hacerlo?

• Batimos las claras a punto de nieve.

• Añadimos el zumo de medio limón y la ralladura de la piel del medio limón.

• Incorporamos el azúcar y la almendra molida.

• Lo amasamos hasta formar una masa uniforme.

• La refrigeramos durante 1 hora envuelta en film transparente.

• Extendemos la masa y la cortamos en la forma que deseemos con un molde (normalmente se hacen medias lunas).

• Las colocamos en una bandeja forrada con papel de hornear.

• Las cocemos a 160 °C durante 15 o 20 minutos.

• Mezclamos el azúcar glas con zumo de limón hasta formar un glaseado viscoso y untamos las piezas.

• Las dejamos secar.

Ideas

• Si obviamos el glaseado, disminuiremos el aporte de azúcar.

• Podemos sustituir la almendra por otro fruto seco: avellanas, piñones, pistachos, nueces, etc.

¿Qué nos aporta?

• Su aporte es eminentemente energético: glúcidos simples (azúcar) y grasas vegetales, con predominio de las grasas insaturadas (almendras).

Composición nutricional por ración

Energía: 705 kcal
Proteínas: 17,7 g
Hidratos de carbono: 72,6 g
Lípidos: 37,5 g
    Ácidos grasos saturados: 3 g
    Ácidos grasos monoinsaturados: 26,5 g
    Ácidos grasos poliinsaturados: 7,4 g

HUEVOS REVUELTOS CON PATATA Y GUISANTES

Ingredientes

2 rebanadas de pan de molde
4 huevos
1 patata grande
20 g de guisantes congelados
1 cucharada de aceite de oliva
Sal, pimienta

¿Cómo hacerlo?

• Batimos los huevos.

• Pelamos la patata y la cortamos a dados. La cocemos en el microondas hasta que esté blanda.

• Hervimos los guisantes hasta que estén cocidos.

- En una sartén, doramos la patata con el aceite de oliva.
- Añadimos los guisantes y el huevo batido.
- Lo salpimentamos.
- Lo removemos hasta que el huevo cuaje.
- Tostamos el pan de molde.
- Servimos el revuelto encima del pan de molde tostado.

Ideas

- Podemos añadir jamón a tiras, fiambre de pavo o salmón ahumado, y le daremos un plus de proteínas.
- Si sustituimos 3 de los huevos por claras solas, reduciremos el aporte de grasa.
- Puede servir como ración de reposición tras una carrera, ya que es un plato rico en hidratos de carbono con contenido moderado en proteínas.

¿Qué nos aporta?

- Hidratos de carbono de absorción lenta: pan, guisantes, patata.
- Proteínas de alta calidad, por el huevo.

Composición nutricional por ración

Energía: 401 kcal
Proteínas: 19,2 g
Hidratos de carbono: 41,7 g
Lípidos: 15,5 g
　　　Ácidos grasos saturados: 3,5 g
　　　Ácidos grasos monoinsaturados: 7,4 g
　　　Ácidos grasos poliinsaturados: 1,6 g

TERCERA PARTE:
¿CÓMO HACERLO FÁCIL?
VIVIR PARA CORRER

15. EJEMPLOS DE MENÚS DIARIOS

Como el objetivo de este libro es que sea una herramienta eminentemente práctica que facilite al corredor la vida diaria, no podía faltar este capítulo.

¿Cómo distribuimos el aporte energético y de nutrientes a lo largo del día? ¿Qué receta o plato es el más indicado en mi caso? ¿Qué nutrientes fundamentales debe aportarme un desayuno saludable? Éstas y otras preguntas son las que pretendo responder en este apartado. Además, ofrece algunos ejemplos de casos muy concretos para que veáis cómo podéis utilizar las recetas en vuestro día a día.

La distribución energética de un día debería quedar aproximadamente del modo siguiente: desayuno, entre un 15% y un 25% de la energía diaria total; comida, sobre un 35-40% del total energético; merienda, un 10-15%, y cena, entre un 25% y un 35% del total.

Evidentemente, el ajuste del número y el horario de las ingestas debe ser personalizado y dependerá de las circunstancias de cada persona: se pueden llegar a realizar 7 u 8 comidas diarias.

En una dieta equilibrada, el desayuno es la comida cualitativamente más importante del día: con él rompemos el ayuno nocturno y preparamos el organismo para el resto del día llenando sus depósitos de combustible. La estructura base del desayuno debe incluir un alimento del grupo de las féculas, un alimento del grupo de los lácteos y una fruta. Pueden añadirse otros alimentos de otros grupos, como de las carnes (jamón, embutido, atún, huevos), de las grasas (aceite, mantequilla, etc.) o de los azúcares (miel, mermelada, etc.). Conviene que sea variado para evitar la monotonía y asegurar los máximos micronutrientes posibles. Lo ideal es fraccionarlo para introducir un tentempié a media mañana. Es especialmente importante si solemos correr por la mañana. En este caso, aconsejo un primer desayuno rico en hidratos de carbono y un segundo desayuno con mayor proporción de hidratos de carbono simples.

El almuerzo del mediodía es la comida cuantitativamente más importante, ya que debe representar aproximadamente el 40% de la ingesta (unas 800 kcal de media). La primera elección debe incluir alimentos frescos, elaboraciones variadas y cantidades adecuadas. Su estructura base está compuesta por un alimento del grupo de las féculas, una ración de verduras y una de alimentos del grupo de carnes, pescados y huevos. Sus complementos básicos son el pan y el agua.

La merienda debe contar con la presencia de fruta fresca y/o lácteos no muy grasos. Los frutos secos son un buen acompañamiento para ambos. En personas con gasto energético elevado, también debe estar presente una fécula (pan, tostadas, galletas, cereales), especialmente si el entrenamiento se da a esta hora del día.

La cena debe ser más ligera que la comida, puesto que el organismo no realizará tanto desgaste en lo que queda del día. La estructura básica es igual que la del almuerzo y también el pan y el agua son acompañamientos ideales. Debe incluir preparaciones fáciles de digerir para facilitar el descanso nocturno.

Recordemos que la ingesta diaria recomendada debe incluir un número de raciones determinadas de cada grupo de alimentos: 8 raciones de agua, de 4 a 6 raciones del grupo de las féculas, de 2 a 4 raciones de verduras y hortalizas, de 3 a 4 raciones de frutas, de 2 a 4 raciones de lácteos, unas 2-3 raciones de carne, pescados y huevos y entre 3 y 5 raciones de alimentos del grupo de las grasas (preferentemente aceite de oliva).

Es importante también, a la hora de decidir el menú, tener en cuenta lo siguiente:

• Los gustos personales. Las filias, preferencias, fobias e intolerancias individuales, tratando de hacer la dieta lo más variada posible.

• La estacionalidad y disponibilidad de alimentos, para intentar fomentar los alimentos de temporada, que son más frescos, más económicos y más sanos.

• Las costumbres y los hábitos de cada cultura y comunidad.

• La presentación y el aspecto externo de los platos, así como su aroma. Debemos recordar que "la comida entra por los ojos".

ALGUNOS EJEMPLOS DE CASOS PRÁCTICOS

Madre de familia que come de tupper *en el trabajo y cena en casa con la familia. Corre por la mañana antes de ir al trabajo*

Antes de correr: coca de cerezas.
Desayuno después de correr: brocheta de fruta y yogur.
Media mañana: café con leche desnatada.
Comida (*tupper*): ensalada de pollo a la vinagreta. Fruta.
Merienda: crep de jamón y espárragos.
Cena: gratinado de patata y calabacín. Merluza a la Donostia. Fruta.
Recena: yogur descremado.

Ejecutivo con comida de negocios en restaurante y cena en pareja. Suele correr por la noche, antes de la cena

Desayuno: cereales con leche descremada. Fresas.
Media mañana: mini de jamón. Café con leche descremada.
Comida (fuera): almejas al vapor. *Risotto* de setas. Macedonia de frutas.
Media tarde: chapata de pavo. Zumo de naranja natural.
Después de correr: batido de fresas.
Cena: *carpaccio* de salmón.

Varón de mediana edad, corre el fin de semana a media mañana. Sábado en familia con hijos y personas mayores

Desayuno: tostada con queso fresco. Macedonia de frutas con yogur.
Media mañana: pan de jengibre.
Comida: paella de conejo y alcachofas. Fruta.
Media tarde: copa de yogur con moras y arándanos.
Cena: sándwich de brécol con huevo. Yogur descremado.

Mujer. Trabajo con horario partido: comida y cena en casa, pero con poco tiempo para preparación. Suele correr al mediodía

Desayuno: cereales integrales con yogur descremado.
Media mañana: fruta con yogur descremado.

Comida: ensalada verde. Pastel de atún. Fruta.
Media tarde: batido de fresas.
Cena: sopa de fideos con alcachofas. Pollo al limón.

Single *que come de* tupper *y cena con pareja en cena "especial".* *Corre por la mañana*

Al levantarse: cereales con leche desnatada.
Desayuno: batido de plátano y cacao.
Media mañana: bocadillo de jamón.
Comida: macarrones con bacalao. Fruta.
Media tarde: crepe de jamón y queso.
Cena: *sushi*. Macedonia de frutas.
Recena: requesón.

16. ¿QUÉ ELEGIR CUANDO COMO FUERA?

Los pilares de la dieta mediterránea son los mismos que nos servirán de base para cuando comemos fuera de casa:

• Uso del aceite de oliva como principal grasa culinaria.
• Consumo habitual de alimentos de origen vegetal: verduras y hortalizas frescas, cereales, legumbres, frutas y frutos secos.
• Consumo frecuente de pescado.
• Ingestión moderada de vino en las comidas.
• Bajo consumo de carnes rojas, derivados lácteos enteros y azúcares.
• Uso de especias y condimentos variados, como limón y hierbas aromáticas, en formas de cocción poco grasas.

Y, en definitiva, un estilo de vida que comporta actividad física moderada y continuada combinada con el placer de la mesa y el reposo después de comer.

NORMAS BÁSICAS PARA COMER FUERA

• Huir de fritos, rebozados o guisados muy pesados.
• Evitar salsas o pedir que las sirvan aparte.
• Priorizar pescados y mariscos antes que carne, y carne blanca, como pollo, conejo o pavo, antes que carne roja, sobre todo si es grasa.
• Obtener información sobre los acompañamientos de los platos principales. Rechazar las patatas fritas y pedirlas cocidas o al horno. Optar por acompañamientos a base de verduras y hortalizas (pimiento asado, espárragos, tomate al horno o setas), arroz al vapor o pasta hervida.

• Para beber, mejor agua. Evitar bebidas alcohólicas de alta graduación. Ocasionalmente podemos consumir una o dos copas de vino o cava seco.

• En los postres, optar por fruta fresca o derivados lácteos poco grasos. Una opción es no consumir el postre del menú y guardarlo para el tentempié de media tarde.

• Especial atención a los entretenimientos de entrante (chips, aceitunas, etc.) y del café (pastas de té, bombones, etc.), ya que pueden aumentar mucho el valor calórico de la comida.

• Empezar con verdura, hortalizas o ensalada como entrante y después un segundo plato, o valorar la opción de pedir dos primeros platos del menú.

• No acudir con hambre al restaurante. Para eso es importante comer algo a media mañana o media tarde y, si fuera necesario, un lácteo desnatado antes de ir a comer. Así evitaremos picar chips u otros alimentos calóricos mientras esperamos que nos sirvan. Además, con menos hambre es más fácil hacer una elección "no visceral" y más racional del menú.

• Comer despacio, tranquilamente, masticando bien y disfrutando del placer de la comida. Esto permitirá que la sensación de saciedad llegue en el momento adecuado, no después de haber comido más cantidad de la necesaria.

• Tener en cuenta las medias raciones o los medios menús (un plato más postres) para evitar excesos.

EJEMPLOS PRÁCTICOS: OPCIONES PARA ESCOGER DEL MENÚ/CARTA

Primer plato
Ensaladas variadas (sin embutidos)
Ensalada de pasta
Ensalada de arroz
Ensalada de legumbres
Verduras a la brasa
Escalivada
Esqueixada de bacalao
Pimientos del piquillo rellenos de brandada de bacalao
Espinacas a la catalana
Alcachofas a la brasa o al horno

Espárragos a la plancha o en conserva con vinagreta
Setas variadas
Gazpacho
Cremas de verduras (a veces son demasiado ricas en grasas por su contenido en crema de leche o nata, que aumenta considerablemente el aporte calórico)

Segundo plato
Carne magra, pollo, conejo o pavo a la brasa, a la plancha, al horno, a la papillote o al vapor
Pescado blanco o azul a la brasa, a la plancha, al horno, a la papillote o al vapor
Carpaccios: de ternera, buey, bacalao, atún, salmón, langostinos...
Marisco al vapor o a la plancha (crustáceos, moluscos, sepia, calamares...)
Pasta con verduras o setas
Arroz con verduras
Risottos de setas y/o verduras
Legumbres cocidas (sin exceso de grasa añadida)

Pica-pica o tapeo
Pulpo a la gallega
Berberechos
Mejillones o almejas al vapor o a la marinera
Gambitas saladas
Jamón de bellota
Pimientos de Padrón
Champiñones
Ensaladilla rusa (si se puede, sin mahonesa)
Pinchos de tortillas de verduras
Montaditos de verduras u hortalizas con pescado (anchoas, atún, salmón, etc.) o carne magra

17. PRECOCINADOS Y ALIMENTOS
DE CUARTA GENERACIÓN

Es una realidad: tenemos poco tiempo para comprar y poco tiempo para preparar. La "aceleración de la vida" hace que cualquier cosa que simplifique esas tareas sea bienvenida.

¿Los alimentos "listos para comer" o alimentos "de conveniencia" son una opción saludable? He ahí la cuestión. Tradicionalmente existen desde hace mucho tiempo en forma de fiambres o conservas. En la actualidad, la oferta es enorme y con tendencia a aumentar. La variedad es muy grande y, en algunos casos, incluso para un experto en nutrición puede ser difícil determinar si un plato en concreto es bueno o no.

Para empezar, un breve repaso de qué podemos encontrar.

Podemos clasificar los alimentos de conveniencia en:

• *Alimentos de 1ª gama*: incluyen los alimentos frescos y los alimentos conservados con secado, salazón o fermentación.

• *Alimentos de 2ª gama*: son alimentos sometidos a tratamiento térmico para su conservación, normalmente esterilización por encima de los 100 ºC, y envasado en recipientes herméticos (latas o envases de vidrio). Son las conservas. Puede tratarse de un solo producto o de varios (fabada asturiana).

• *Alimentos de 3ª gama*: productos conservados mediante la aplicación de frío (congelación o ultracongelación). En ese grupo también encontramos productos simples (pescado, carne, verduras) y platos preparados o semipreparados (croquetas, pescado empanado, patatas prefritas, etc.). En este segundo caso la mayoría de platos son sometidos a un precocinado previo y suele ser necesario completar la cocción para su consumo.

• *Alimentos de 4ª gama*: se trata de alimentos frescos, limpios, pelados, troceados y envasados para su consumo inmediato. No han sido sometidos a tratamiento térmico, suelen necesitar refrigeración y su periodo de conservación es corto. Suelen ser verduras y hortalizas (lechugas, zanahorias, tomates, espinacas, etc.) y algunas frutas.

• *Alimentos de 5ª gama*: son alimentos ya cocinados que se comercializan envasados y refrigerados. Sólo requieren un calentamiento previo a su consumo, sin necesidad de grandes manipulaciones. Suelen encontrarse envasados en atmósferas modificadas o al vacío para prolongar su vida útil.

Los productos de 4ª y 5ª gamma son los que actualmente experimentan un mayor crecimiento. Responden a las necesidades del nuevo consumidor: inmediatez y facilidad. Suelen tener un mayor coste pero gozan de una imagen de mayor calidad y frescura.

La inclusión de estos alimentos en nuestra dieta habitual entraña ventajas y desventajas.

Por una parte, significan:

• Ahorro de tiempo, en un momento en que los hábitos de vida demandan productos listos para su consumo de una manera sencilla, cómoda y nutritiva.

• No necesitan conocimientos culinarios para su consumo.

• Son ideales para hogares unifamiliares (cada vez más numerosos) y para la creciente tendencia a la individualización en la elección de alimentos.

• Tienen una presentación saludable y fresca.

• Representan una mayor variedad respecto al clásico *fast food* (hamburguesas, pizzas, bocadillos...).

• Son apetitosos.

• Tienen un mayor tiempo de conservación.

Por otra parte, también tienen desventajas:

• Encarecen la cesta de la compra.

• En muchas ocasiones, las características organolépticas no son equiparables a los alimentos "frescos" o de elaboración casera.

• En ocasiones, cuesta identificar los ingredientes.

• Existen diferencias sensibles entre productos parecidos respecto al tipo de grasa utilizado (oliva, girasol, coco, palma, etc.) y la proporción de algunos ingredientes (rebozados, bechamel, etc.) que dificultan enormemente generalizar.

• Existe pérdida de nutrientes debido a la manipulación previa (también se da si la manipulación es casera).

• Suelen ser muy condimentados, ricos en grasas saturadas y de difícil digestión.

• Suelen tener un mayor contenido en sal y/o azúcar.

• Suelen tener un mayor contenido energético que el producto original.

• Tienen un mayor contenido en aditivos alimentarios.

Por otra parte, los riesgos sanitarios que entrañan (biológicos, químicos o físicos) son equiparables o menores a los "alimentos naturales", ya que el control suele ser mucho mayor.

El mayor problema que se presenta es la falta de datos para los alimentos precocinados, que no suelen encontrarse en las tablas de composición de alimentos.

En conclusión, es muy difícil generalizar, ya que, aunque los pongamos todos en el mismo saco, no tienen nada que ver un gazpacho con unos calamares a la romana. Una selección adecuada y una correcta frecuencia de consumo pueden hacer de un alimento precocinado una propuesta cómoda, sabrosa y nutricionalmente adecuada. No son productos indicados para su consumo diario, aunque pueden incluirse en una alimentación equilibrada siempre que tengamos en cuenta que su consumo debe ser ocasional y que la dieta base debe estar compuesta por alimentos frescos.

Por otra parte, con un pequeño esfuerzo, muchos los podemos "precocinar" en casa. Si aprovechamos los ratos en que disponemos de más tiempo para cocinar y congelar o envasar de manera que podamos disfrutar de ellos cuando lo necesitemos, nuestra salud y nuestro bolsillo lo agradecerán.

Otra cosa son los alimentos de 4ª generación, en los que las desventajas se minimizan, ya que prácticamente no han sufrido manipulación y el hecho de poder disfrutar de un alimento listo para su consumo adquiere mayor relevancia.

RECOMENDACIONES PRÁCTICAS PARA ESCOGER UN ALIMENTO DE CONVENIENCIA

1. Realizar la lista de la compra teniendo en cuenta un menú planificado; evitar la compra impulsiva.

2. Las verduras y hortalizas frescas de 4ª gama son cómodas y muy nutritivas.

3. Leer las etiquetas nutricionales, prestando especial atención a determinados parámetros. Evitar ingredientes como los aceites de coco o palma (muy ricos en grasas saturadas), las grasas saturadas, las grasas hidrogenadas, los ácidos grasos trans, el colesterol y el sodio alto. Potenciar ingredientes como el aceite de oliva, los cereales integrales, la soja o los "ricos en fibra".

4. Escoger alimentos elaborados a base de vegetales en platos como pizzas, lasañas, croquetas, empanadas, *quiches*, etc.

5. Priorizar los alimentos precocinados o preparados a base de pescado. En las carnes, priorizar carnes blancas, como pollo o pavo, o carnes rojas bajas en grasa o magras.

6. En caso de productos que incluyan pan (bocadillos, etc.), elegir preferentemente los integrales y las porciones pequeñas o medianas.

7. Controlar las temperaturas: mantener las cosas frías, frías, y las calientes, calientes.

8. Consumir dentro de las fechas recomendadas. Es importante tener en cuenta que lo más seguro es consumir todo el producto en el momento de abrir el envase, sin dejar restos para días posteriores.

9. Rechazar cualquier envase deteriorado.

10. Seguir siempre las instrucciones del fabricante.

11. Los precocinados y las comidas preparadas pueden formar parte de una dieta sana y equilibrada, siempre que su consumo sea moderado, los complementemos con alimentos frescos y seamos exigentes a la hora de escogerlos.

12. Acompañar las preparaciones culinarias a base de precocinados con guarniciones de alimentos de origen vegetal (por ejemplo, croquetas, empanadillas o tortilla ya preparada con una guarnición de lechuga y tomate aliñada con aceite de oliva).

13. Al consumir alimentos precocinados, escoger los que tienen en su etiquetado nutricional términos como:

Sin grasa (*Fat-free*)
Sin sodio (*Sodium-free*)
Sin grasa saturada (*Saturated fat-free*)
Bajo en sodio (*Low-sodium*)
Bajo en grasa (*Low-fat*)
Ligero en sodio (*Light in sodium*)
Bajo en grasa saturada (*Low saturated fat*)
Ligeramente salado (*Lightly salted*)
Menos grasa o reducida *(Reduced or less fat)*
Menos sodio o reducido (*Reduced or less sodium*)
Menos grasa saturada o reducida (*Reduced or less saturated fat*)
Sin sal (*Salt-free*)
Sin colesterol (*Cholesterol-free*)
Sin sal añadida (*Unsalted*)
Bajo en colesterol (*Low-cholesterol*)
Ligero (*Light*)
Menos colesterol o reducido (*Reduced or less cholesterol*)
Sin calorías (*Calorie-free*)
Magra (*Lean*)
Bajo en calorías (*Low-calorie*)
Extra magra (*Extra lean*)
Saludable (*Healthy*)
Alto contenido en fibra (*High-fiber*)

18. FONDO DE DESPENSA

El objetivo de este libro es hacer la vida más fácil, y eso pasa por tener una despensa organizada. Una buena despensa es aquélla que contiene todos los alimentos de larga conservación que pueden solucionarnos cualquier comida improvisada. Aunque siempre debería complementarse con alimentos frescos para asegurar el aporte de vitaminas.

Una despensa bien provista nos hará la vida más cómoda. Si llegamos cansados y no lo hemos podido prever, debemos poder improvisar una comida sana y equilibrada y evitar el "comer cualquier cosa".

Los 50 alimentos básicos de una despensa completa para un corredor incluyen:

1. Legumbres en conserva

Lentejas, alubias, garbanzos... Pueden ser en lata o en tarro de cristal. Lo ideal es que estén cocidas, ya que es mucho más fácil su uso.

2. Arroz

Existen muchos tipos de arroz (largo, integral, bomba, etc.). Como "fondo de despensa" tendremos el que solemos utilizar. Actualmente existen arroces que sólo precisan una corta cocción al fuego o en el microondas, que hacen más rápida su preparación. En el mercado los podemos encontrar también en raciones individuales.

3. Pasta

Se presenta en múltiples formas: espaguetis, fideos, macarrones, lacitos, pasta para sopa, etc. Puede ser al huevo, de vegetales, etc. Puede ser seca, de larga conservación, o fresca, de conservación más corta pero también de rápida cocción.

4. Patatas

Se conservan bastante tiempo a temperatura ambiente. En el mercado podemos encontrar presentaciones ya peladas, precocinadas y envasadas (normalmente al vacío), que pueden consumirse casi sin preparación.

5. Puré de patata instantáneo

Puede ser complementario o una alternativa a las patatas frescas. Nos permitirá preparar un puré rápida y fácilmente, ideal como primer plato o como acompañamiento.

6. Pan tostado

En múltiples variedades (integral, de cereales, etc.) y presentaciones (diferentes formas, grosores y tamaños). Suele estar dextrinado y es de fácil digestión.

7. "Tortillas" de maíz y/o trigo

Ideales para la elaboración de bocadillos saludables o como acompañamiento. Una variedad son las tortas de arroz o maíz, elaboradas con el grano prensado. Son una buena opción para meriendas, desayunos, etc.

8. Cereales para el desayuno

Mejor evitar los azucarados o con miel o chocolate añadido, ya que su valor calórico aumenta. Mejor si son integrales. Una buena opción son los tipo muesli, con mezcla de diferentes cereales, frutos secos, etc.

9. Galletas

Las variaciones de galletas en el mercado son prácticamente ilimitadas. Si las queremos como "fondo de despensa", mejor escoger las tipo "maría", con menos contenido graso y menos calóricas.

10. Maíz dulce en conserva

Lo encontramos en lata o en tarro de cristal. Ideal para complementar legumbres o dar color a las ensaladas.

11. Tomate triturado

Puede ser crudo, que requiere una cocción previa, o ya frito, para utilizarlo como salsa. El que venden preparado suele contener más azúcar y grasas que el de elaboración casera.

12. Espárragos en conserva

Blancos o verdes, en tarro de cristal o en lata. Su palatabilidad es muy buena.

13. Palmitos en conserva

Pueden ser una alternativa a los espárragos. Dan variedad a las ensaladas.

14. Alcachofas en conserva

Los corazones de alcachofa en conserva son una buena opción para tener verduras de larga conservación. Los hay de diferentes tamaños, en tarros de cristal o en lata. Mejor conservadas al natural, en su propio jugo.

15. Judías tiernas en conserva

También en lata o en tarro de cristal, en diferentes variedades y listas para consumir.

16. Pimiento rojo en conserva

Suele presentarse asado. Mejor escogerlo al natural o en aceite de oliva.

17. Setas y champiñones

Permiten el consumo de setas fuera de temporada. Actualmente podemos encontrar de muchas variedades, solas o mezcladas, a trozos o enteras. Las más prácticas son las conservadas en lata o en tarro de cristal, listas para su consumo. Las setas desecadas pueden ser también una buena opción, pero requieren una preparación previa.

18. Atún en conserva

Incluimos aquí la caballa, el bonito, la ventresca de atún, etc. Mejor escoger las conservas al natural o en aceite de oliva.

19. Marisco en conserva

Berberechos, almejas, navajas, etc. Mejor conservados "al natural" para no aumentar su valor calórico.

20. Sardinas en conserva

Elegir las conservadas en aceite de oliva. Hay en diferentes tamaños, según el uso que queramos darles (en ensalada, para bocadillo, al plato, etc.).

21. Piña en conserva

Es una de las frutas que mejor conserva sus propiedades orga-nolépticas. Al natural evitamos añadirle valor calórico en forma de azúcar respecto a la conservada en almíbar.

22. Melocotón o macedonia en almíbar

Su alto contenido en azúcar por el almíbar lo convierte en un alimento energético que puede ser útil en algunas ocasiones en que interese aumentar los glúcidos de absorción rápida (batidos, etc.).

23. Frutos secos

Almendras, avellanas, nueces, piñones, pistachos, etc. Son alimentos de larga conservación con gran concentración calórica (mucha energía en poco volumen). Ricos en ácidos grasos insaturados, son un complemento muy interesante en la dieta del corredor. Pueden ser crudos o tostados.

24. Fruta seca

Pasas, ciruelas secas, orejones, dátiles, etc. Como su nombre indica, son frutas desecadas para alargar su conservación. Se distinguen de los anteriores en que su alto valor calórico es a expensas de un alto contenido en azúcares.

25. Aceite de oliva

Es la grasa de adición de elección en el marco de una dieta mediterránea. Presenta numerosas ventajas, tanto para consumir en crudo como para cocinar. Es recomendable que sea virgen extra, ya que su contenido vitamínico es mucho mayor.

26. Leche

Alimento básico si no se tiene intolerancia. En botella o en bric, se conserva durante meses sin abrir. Mejor escogerla descremada, para reducir las grasas saturadas de la dieta. Existen también formatos de raciones individuales, ideales para llevar.

27. Leche evaporada o en polvo

Puede ser una alternativa de más tiempo de conservación que la anterior. Ideal para cocinar o enriquecer platos (purés, sopas, postres, salsas, etc.).

28. Gelatina neutra

La gelatina es rica en proteínas de alto valor biológico, con poco contenido graso.

29. Caldo

Aunque el caldo casero suele ser más bueno, existen en el mercado caldos de carne, ave, pescado y vegetales de calidad. Pueden ser una alternativa práctica para elaborar consomés, sopas, purés u otras recetas. Son una opción a la ingesta de agua. Suelen ser más ricos en sodio y grasa que los caldos caseros.

30. Sal

31. Especias

Ajo, azafrán, orégano, pimienta, canela, albahaca, perejil, etc., generalmente en polvo.

32. Miel y/o azúcar

33. Agua embotellada

34. Infusiones

35. Ajos y cebollas

EN EL CONGELADOR

36. Carne roja

Ternera magra, cerdo magro, buey, caballo, etc. Es práctico congelarla envasada en raciones (familiares o individuales). Puede congelarse ya cocinada.

37. Carne blanca

Pollo, pavo, conejo, otras aves. Igual que la anterior.

38. Pescado

En filetes o entero. Siempre limpio y sin vísceras. Podemos comprarlo fresco y luego congelarlo o comprarlo directamente congelado (menos sabroso pero con el mismo valor nutritivo).

39. Verduras congeladas

Pueden ser solas o combinadas entre sí, escaldadas o precocinadas en forma de salteados o braseados. Son interesantes los paquetes de raciones individuales. No suelen requerir descongelación previa, por lo que son ideales para improvisar.

40. Guisantes

Es la legumbre que conserva mejor sus propiedades organolépticas con la congelación.

41. Pan

Es interesante tener siempre un poco en el congelador. Podemos conservarlo entero o a rebanadas, para utilizar sólo la cantidad necesaria. Si lo descongelamos en la tostadora o en el horno, conserva muy bien su palatabilidad.

Consideraciones para los alimentos congelados

a) Los envases deben estar en perfecto estado para evitar el deterioro de los alimentos.

b) No recongelar nunca un alimento descongelado previamente.

c) Consumirlo cuanto antes una vez descongelado.

d) Descongelación correcta:

• Verduras y hortalizas: se descongelan directamente durante el cocinado.

• Carnes y pescados: descongelación en el frigorífico, en un recipiente adecuado para evitar que el exudado se derrame. La descongelación en microondas es una opción más rápida.

• Platos preparados: pueden calentarse directamente en el horno, al fuego o en el microondas. Si no son caseros, seguir siempre las instrucciones del envase.

e) En los alimentos que compramos ya congelados, es fundamental no romper la cadena del frío.

En el frigorífico

Se trata de alimentos frescos o que requieren frío para su conservación. Son alimentos más perecederos que hay que comprar más a corto plazo, pero que debemos tener en cuenta en nuestra compra semanal y en nuestra dieta diaria. Representan el complemento ideal para los "alimentos de despensa".

42. Huevos

Aunque pueden conservarse a temperatura ambiente, su tiempo de conservación aumenta en el frigorífico. Pueden conservarse también previa cocción (huevos duros), lo que facilita su uso en caso de "urgencia".

43. Yogures

Existen miles de variedades, sabores y combinaciones. Son una buena opción como fuente de lácteos. Mejor desnatados o bajos en grasa.

44. Queso

Cuanto más fresco, mayor contenido en agua, menos calorías y aporte graso y menor tiempo de conservación. El abanico de variedades es ilimitado.

45. Embutidos magros

Jamón de York, jamón serrano, fiambre de pavo, fiambre de pollo.

46. Bolsas de ensalada envasadas

47. Semiconservas

Surimi, anchoas.

48. Pescados ahumados

Salmón, bacalao, etc.

49. Fruta fresca

50. Verdura fresca

19. COMODINES: BARRITAS ENERGÉTICAS, BATIDOS DE PROTEÍNAS Y OTROS TRUCOS

Pocos saben que, en realidad, el inventor de las barritas energéticas, tan en boga en nuestro tiempo, fue Pulgarcito. A él se le ocurrió una manera de llevar una fuente de energía ligera, limpia y consumible en cualquier momento en forma de cereal cocido (pan, vamos). Claro que él se hizo famoso al disgregarla en forma de migas para marcar su camino, y, como ya sabéis, gustaron tanto a los pájaros que desaparecieron en un santiamén, lo cual hizo que Pulgarcito se perdiera y que el cuento pudiera seguir su curso...

Bien, lo que parece un encabezamiento para niños, en realidad resume el sueño de cualquier deportista: poder disponer en cualquier momento de una fuente de energía suficiente, adecuada, saludable y apetecible que nos ayude a mejorar nuestro rendimiento *in situ*: ¡ha nacido la barrita energética!

Pero ¿puede realmente ayudarnos? ¿Puede ser nutricionalmente adecuada? ¿Tiene aspectos negativos que desaconsejen su uso? Vamos a intentar responder a éstas y otras cuestiones en este capítulo, dedicado a alternativas y suplementos para el corredor.

Igual que hay muchos tipos de barritas, hay muchos tipos de corredores: corredores recreativos, corredores competitivos, de fondo, de resistencia, esprínters..., pero si hay una cosa que todos tienen en común es la búsqueda de una buena salud. El corredor está comprometido con un estilo de vida saludable y la nutrición es una parte considerable de eso. Como siempre, somos lo que comemos...

La variedad es enorme y en crecimiento continuo. El presidente de PowerBar Inc. dijo en una reciente entrevista a la revista *Food Processing* que la industria mueve 40.000 millones de dólares. Por tanto, dado el número cada vez mayor de opciones, necesitamos el conocimiento que nos permita elegir los productos que mejor se adaptan a nuestro estilo de vida y a nuestra forma de correr.

LEYENDO LA ETIQUETA

Los corredores que quieran aprovechar la comodidad de las barras de energía deben buscar los productos elaborados con una mezcla de frutos secos, cereales y azúcar de absorción rápida. Los hidratos de carbono totales deben ser de al menos 40 gramos por unidad.

La mayoría de las barras de energía incluyen una proteína de muy alta calidad, y 7-10 gramos son suficientes para reparar las microlesiones de los músculos y fortalecerlos. Buscad proteína de suero de leche, a base de leche y queso, o proteína de soja si los productos lácteos son un problema. Ambas fuentes ofrecen "proteínas completas", es decir, con los ocho aminoácidos esenciales presentes. Nuestro cuerpo puede producir los aminoácidos no esenciales, por lo que no es necesario hacer gastar dinero a nadie en algo así como "aminoácidos de cadena ramificada", que ya tenemos o podemos fabricar.

CORREDORES DE DISTANCIA CORTA Y MEDIA

Los velocistas pueden beneficiarse de los alimentos con alto contenido de azúcar tomados unos minutos antes de salir. La glucosa en sangre es la fuente principal de energía para los *sprints* de 2-3 minutos.

Las diferencias individuales en el metabolismo permiten que esto funcione para algunos. Sin embargo, unos pocos corredores reaccionaran con hipoglucemia de rebote. El pico de azúcar en la sangre produce un pico de insulina que, rápidamente, barre la glucosa de la sangre, la baja demasiado y da hipoglucemias.

Las distancias cortas-medias, de hasta 10 km, no requieren atención alimentaria más allá de la hidratación adecuada. Un sustituto de comida rico en hidratos de carbono complejos, consumido cómodamente cerca de la pista, liberará lentamente el azúcar en la sangre y lo mantendrá en un rango saludable.

CARRERAS DE LARGA DISTANCIA Y RESISTENCIA

Los atletas que se esfuerzan por largos períodos de tiempo, como durante maratones y carreras de aventura, deben comenzar a "repostar" después de 60 a 90 minutos. Las reservas de glucógeno se agotan después de aproximadamente dos horas, y las barritas energéticas proporcionan un suministro continuo de calorías. Son más convenientes las barras sin recubrimiento, que se digieren más fácilmente, con ingredientes como la miel y la fructosa.

La ingesta de altas cantidades de proteína durante una carrera de resistencia se debe evitar. Uno de los metabolitos de las proteínas es la urea. Éste es un producto de desecho tóxico que los riñones eliminan. La formación de orina requiere agua, y los líquidos son ya un lujo para el corredor de larga distancia, por lo que deben evitarse barritas energéticas con contenido más alto en grasas y proteínas y bajo en carbohidratos.

¿CÓMO SELECCIONAR?

La mejor selección de barras de energía para largas carreras de resistencia vendrá con nuestra propia práctica de ensayo y error, porque todos somos diferentes en muchos aspectos, aunque hay algunas consideraciones importantes, además de las anteriormente enumeradas.

El abuso de "alcoholes de azúcar", como edulcorantes, puede hacer estragos en el tracto gastrointestinal. Los alcoholes de azúcar son higroscópicos, lo que significa que atraen el agua y causan problemas en los intestinos. Ingredientes que terminan en *-ol*, como sorbitol y xilitol, son generalmente "alcoholes de azúcar". La glicerina, también llamada *glicerol*, es también un alcohol de azúcar. En algunos casos estos componentes pueden producir problemas como la diarrea crónica.

También algunos fabricantes se han dirigido en especial a la atleta femenina con el argumento de venta que las mujeres tienen "necesidades especiales". Las necesidades nutricionales de los hombres y las mujeres son similares. Las mujeres necesitan los mismos nutrientes pero en menor cantidad que los hombres, con la excepción del hierro, debido a que, en la etapa fértil de la vida, pierden hierro a través de la menstruación.

Hay barras energéticas que suplementan en hierro. Eso puede ser útil, aunque siempre es recomendable hacerlo bajo consejo médico.

Otros productos están enriquecidos con ácido fólico. El ácido fólico no es necesario para correr. Es importante en la prevención de defectos del tubo neural, como la espina bífida, en los recién nacidos. Las mujeres embarazadas y las mujeres que tengan intención de formar una familia harían bien en incluir alimentos ricos en ácido fólico en su alimentación o bien tomar suplementos, siempre bajo prescripción médica.

Entonces, ¿son las barritas energéticas una opción saludable para los corredores? ¿Qué pensaría Pulgarcito?

En su mayor parte, sí. Sin embargo, como casi todo, depende de la dosis y la frecuencia de su uso.

No son recomendables como sustitutas habituales de una comida. La dieta equilibrada y variada es la mejor garantía para nuestra salud.

En la mayoría de los casos, las barritas energéticas contienen ingredientes adecuados y sanos y un equilibrio saludable de vitaminas y minerales. Suelen ser nutritivas y fáciles de digerir. Nuestra recomendación es leer las etiquetas de composición nutricional del producto. Y recordad: no hay ningún ingrediente secreto mágico.

Una barrita ideal sería aquella que hiciera que, si Pulgarcito la hallara en su bolsillo, se lo pensara dos veces antes de convertirla en miguitas y se la comiera encantado para que fueran sus veloces piernas las que le devolvieran junto a su familia. Aunque, entonces... ¡ya no habría cuento!

BATIDOS MILAGRO Y OTROS SUPLEMENTOS

Las ayudas ergogénicas (del griego *ergón*, 'fuerza', 'trabajo', y *génesis*, 'origen') son técnicas o sustancias empleadas con el propósito de mejorar la utilización de energía. Pueden ser mecánicas, farmacológicas, psicológicas, fisiológicas o nutricionales.

El Comité Olímpico Internacional defiende el seguimiento de una dieta adecuada y desaconseja el uso indiscriminado de suplementos nutricionales.

Los argumentos en contra son numerosos: dar importancia al suplemento puede ir en detrimento de la alimentación, dosis excesivas de suplementos pueden llegar a ser perjudiciales, hay claros indicios de que muchos productos no contienen lo que declaran, etc.

Es cierto que el esfuerzo físico aumenta las necesidades de calorías, nutrientes, vitaminas y minerales, y es habitual que los corredores complementen su dieta con un complejo de vitaminas y minerales para evitar las carencias de la comida actual. Los tiempos están cambiando, el mundo farmacéutico está revolucionando los entrenamientos de los corredores y ahora podemos encontrar nuevos suplementos adaptados a las necesidades especiales de los deportistas que deberían ayudar a mejorar el rendimiento, a recuperarse tras el esfuerzo, a estimular la regeneración y la reconstrucción de los tejidos musculares, a prevenir y curar lesiones...

En los gimnasios y las tiendas de dietética se pueden encontrar una gran variedad de suplementos deportivos. La publicidad suele ser confusa y las bases científicas, escasas, aunque los avances del mundo de la farmacología deportiva, por otra parte, son evidentes.

ALGUNAS SUSTANCIAS DE USO EXTENDIDO. LUCES Y SOMBRAS DE LOS COMPLEMENTOS PARA CORREDORES

Sustancias con efectos sobre el peso

L-Carnitina

Su función teórica es movilizar las grasas hasta las mitocondrias, donde se transforman en energía para mantener el ejercicio de resistencia. La carnitina se encuentra de forma natural en los alimentos cárnicos y puede ser una ayuda para conseguir aumentar la resistencia cuando los suministros de energía normales (glucosa, glucógeno) que alimentan los músculos se acaban. Por lo tanto, puede estar indicada en caso de carreras de larga distancia.

Ácido hidroxicítrico

Es una sustancia natural que se obtiene de una fruta exótica del árbol *Garcinia cambogia*. Actúa al inactivar la enzima ATP-citrato liasa, encargada de transformar la glucosa que no se utiliza en grasa de reserva. Cuando esta enzima se une al HCA, no puede trabajar y, por tanto, evita el acúmulo de la grasa que ingerimos en exceso.

Naranja amarga

La naranja amarga o *Citrus aurantium* ayuda a aumentar la combustión de las grasas frente a otro tipo de sustancias termogénicas (cafeína, efedrina, nuez de cola, etc.). Tiene la ventaja de que no tiene efectos estimulantes sobre el sistema nervioso. Su acción se basa en el hecho que contiene sustancias adrenérgicas que estimulan los receptores beta-3 de las células adiposas y del hígado, donde se guardan las grasas de reserva, y la combustión y la eliminación de las grasas durante el ejercicio.

Chitosan

El chitosan es una fibra animal que se encuentra en los caparazones de los crustáceos. Evita que se absorban grasas a nivel intestinal (reduce al 30% la entrada de las grasas). Se debe utilizar bajo control médico porque puede provocar diarreas y porque, al limitar la absorción de grasas, también evita la absorción de las vitaminas liposolubles (K, A, E y D).

Sustancias con efectos sobre las articulaciones

Glucosamina

La glucosamina es una sustancia que se encarga de estimular la producción de los componentes del cartílago de las articulaciones. También tiene un efecto antiinflamatorio leve. Con el envejecimiento y la realización de esfuerzos intensos, el cartílago se deteriora y pierde la función de amortiguación natural, lo que puede traducirse en dolor y degeneración articular. El sulfato de glucosamina puede aliviar el dolor y prevenir lesiones. Sus efectos son retardados, pero su consumo es seguro, al ser un producto intrínseco al cuerpo y no un medicamento. No tiene contraindicaciones.

Condroitina

El sulfato de condroitina forma parte de los tejidos blandos del cuerpo, como el cartílago de las articulaciones. Como la glucosamina, se puede tomar como suplemento para ayudar a la regeneración del cartílago dañado, evitar su destrucción y reducir el dolor.

Sustancias con efectos sobre el tejido muscular

Creatina

Se ha demostrado que el monohidrato de creatina aumenta las reservas musculares de creatina y fosfocreatina y la producción de

ATP. Resulta interesante para deportes de potencia y velocidad, o en esfuerzos breves y repetidos. Sin embargo, las dosis deben ser muy ajustadas, existen contraindicaciones claras para su uso y faltan estudios para demostrar su seguridad a largo plazo.

Proteínas y aminoácidos

Algunos deportistas toman batidos con proteínas y aminoácidos para evitar el desgaste muscular que supone el entrenamiento de resistencia. En la mayoría de los casos, no es necesario aumentar las dosis de proteínas, porque la dieta adecuada debería bastar. Los batidos proteicos pueden ser utilizados para casos puntuales y específicos, como casos en los que se necesite potenciar la ganancia de masa muscular sin aportar grasa en los velocistas o recuperar la pérdida del músculo en pruebas de resistencia extrema.

Deberíamos evitarlos durante la práctica de carreras de fondo por el riesgo de producción de cuerpos cetónicos. Pero pueden ser adecuados después, ya que pueden ayudar en la recuperación de las microlesiones musculares.

Antioxidantes

El aumento de la oxigenación tisular que requiere el ejercicio provoca un aumento de la producción de los famosos y temidos radicales libres, culpables de la aceleración del envejecimiento y del daño celular. Los radicales libres son sustancias inestables (les falta un electrón y, para mantenerse, se lo quitan a las moléculas que encuentran a su alrededor: proteínas, ADN y membranas celulares). La contaminación, el humo del tabaco, el oxígeno que respiramos… provocan la liberación de estos radicales libres. Para defenderse, nuestro organismo fabrica los antioxidantes, con nombres tan extraños como superóxido dismutasa (SOD), catalasa, glutatión etc. También encontramos antioxidantes en los alimentos, en forma de vitaminas, minerales y fitonutrientes.

Cuanto mayor es el esfuerzo físico, mayor es el grado de oxidación. Por ello, es muy recomendable tomar antioxidantes naturales. Cuidar la alimentación es fundamental, pero puede no ser suficiente. Las vitaminas antioxidantes más conocidas son las vitaminas C, E y A (en forma de betacaroteno). Actúan "sacrificándose" y cediendo sus propios electrones para estabilizar los radicales libres y evitar que dañen sustancias más importantes para las células.

Los minerales antioxidantes más estudiados son el selenio y el zinc, aunque también hay estudios con el manganeso y el cobre. Actúan potenciando las enzimas antioxidantes naturales que hay en el cuerpo.

Los polifenoles de las uvas y el té, los ácidos frutales, los indoles de las coles, las saponinas de las legumbres, los fitoestrógenos de la soja, el ácido láctico de la leche, etc. tienen efectos antioxidantes contrastados. La recomendación es una dieta muy variada, para asegurar el máximo de aporte.

Coenzima Q-10

La coenzima Q-10 está implicada en la producción de energía en las células y tiene propiedades antioxidantes. Actúa principalmente a nivel cardiovascular e inmunitario.

Los suplementos naturales

Ginseng y adaptógenos

Astrágalo, esquisandra, eleuterococo, ginseng americano... Se recomiendan para aumentar la energía por sus propiedades estimulantes. Contienen sustancias que mejoran la adaptación del cuerpo a las situaciones límite, como el estrés, el entrenamiento, la fatiga...

Los productos de las abejas

Miel, jalea, polen y propóleos. De las colmenas no sólo se recolecta miel, también se recoge la sustancia de la que se alimenta la abeja reina o jalea real, que es una auténtica bomba de nutrientes y sustancias variadas que ponen en forma. El polen que ha sido recogido de las flores y predigerido por las abejas también es muy rico en minerales, aminoácidos y vitaminas, y es un gran revitalizador para los deportistas. El propóleos es un producto muy interesante, porque funciona como un antibiótico para las abejas que lo utilizan para evitar las infecciones provocadas por bacterias, virus y hongos, y ayuda a evitar la disminución de las defensas que puede aparecer después de un esfuerzo extremo.

Equinácea

La equinácea es una margarita de color rosa que utilizaban los indios americanos para prevenir enfermedades, porque aumenta las defensas naturales. Es interesante usarla en épocas de entrenamiento intenso, para evitar la debilidad del sistema inmune que provoca el esfuerzo.

Harpagofito

Conocida como *garra* o *uña del diablo*, es una raíz de origen africano que se ha utilizado tradicionalmente para evitar la inflamación y el dolor asociados a las lesiones musculares y articulares. Se debe tomar bajo consejo de un experto.

Espirulina

Es un alga muy rica en proteínas vegetales, minerales y vitaminas. Es la proteína de los vegetarianos.

Cafeína

La cafeína es uno de los estimulantes más usados. Es popular desayunar un café o un té bien cargados antes de una carrera, por sus efectos estimulantes sobre el sistema nervioso central, lo que se traduce en euforia, movilización de las grasas y disminución de la sensación de fatiga durante el ejercicio. Pero tiene posibles efectos secundarios, que van desde el aumento de la presión sanguínea hasta el insomnio, problemas gastrointestinales o alteraciones cardíacas. En cualquier caso, debe probarse la tolerancia individual y no superar la dosis de 500 mg de cafeína al día.

20. DECÁLOGO DEL CORREDOR

1. Una **alimentación variada** que incluya alimentos de todos los grupos de alimentos es garantía de salud y equilibrio.

2. Los **hidratos de carbono** (pan, pasta, arroz, cereales, patata, legumbres) tienen una función energética y son fundamentales en la dieta de un corredor.

Es aconsejable que la mayor parte sean hidratos de carbono complejos o de absorción lenta.

Recuerda incluir pan en tu dieta. Además de su importante valor nutritivo, te proporcionará sensación de saciedad y evitará que tomes porciones excesivas de los demás alimentos.

3. El **aceite de oliva** es la grasa de adición de elección. Su composición y su resistencia a las altas temperaturas lo hacen ideal para cocinar y para aliñar.

Para los aliños y salsas, recurre preferentemente al aceite de oliva.

Las salsas mahonesas, con queso, nata, etc., así como la mantequilla, la margarina u otras grasas de adición, aportan siempre cantidades importantes de grasa saturada y colesterol, por lo que es recomendable limitar su uso.

4. Las **verduras y hortalizas**, así como las **frutas**, son una fuente fundamental de vitaminas y minerales. Deben estar presentes diariamente en la mayor parte de las comidas.

El ejercicio físico se traduce en una situación de mayor oxidación, por lo tanto, el aporte de antioxidantes naturales resulta esencial para el deportista. Las vitaminas son los antioxidantes naturales por excelencia, así como el selenio, las catequinas y los compuestos fenólicos. Las frutas y las verduras son concentrados naturales de estas sustancias.

5. Hay que **equilibrar** los platos de cada comida y de cada día, e intentar consumir las raciones recomendadas de cada grupo de alimentos.

(Por ejemplo, si vas a tomar unos canelones de carne, incluye un primer plato de verduras y hortalizas y toma fruta fresca de postre.)

6. La **hidratación** tiene una importancia fundamental, sobre todo en el caso de los deportistas. Beber agua en cantidad suficiente y asegurarse la hidratación correcta es fundamental para el bienestar del corredor.

La falta de agua origina una disminución del rendimiento deportivo, trastornos homeostáticos y una mayor posibilidad de aparición de lesiones.

Hay que beber sin esperar a tener sed, durante y después de la actividad física.

7. Hay que **planificar** los horarios de las comidas. Es conveniente realizar unas 4 o 5 comidas a lo largo del día para repartir mejor el aporte energético y de nutrientes. Eso ayuda a controlar la sensación de hambre y evita realizar ingestas demasiado copiosas. Además, hay que tener en cuenta el horario de entrenamiento e intentar siempre tomar algún alimento unas dos horas antes y al finalizar el esfuerzo.

Deben dejarse pasar unas tres horas entre la comida principal y el entrenamiento y respetar aproximadamente una hora entre el fin del entreno y una ingesta importante de comida. De esta manera evitamos el conflicto de intereses entre las necesidades de aporte sanguíneo entre musculatura y sistema digestivo.

8. Es importante **crear hábito** y ser constantes. Un buen estado nutricional es el resultado de unos hábitos alimentarios practicados con regularidad. Es como un entrenamiento: no se percibe en el día a día, pero su impacto es directo sobre el resultado final.

9. La alimentación es importante **durante la competición**:

• Antes de la competición debe ser rica en hidratos de carbono y pobre en grasas, proteínas y fibra. Debe realizarse 3-4 horas antes del evento deportivo.

• Durante la realización de carreras de larga duración, de una hora o más, deben hacerse pequeñas ingestas de hidratos de carbono, ya que éstos ayudan a retrasar la aparición de fatiga y mantienen el rendimiento. Las bebidas deportivas son una buena solución, ya que sirven para reemplazar las pérdidas de electrolitos y líquidos, previenen la deshidratación y aportan combustible.

• Al finalizar el ejercicio, es recomendable la ingesta de alimentos ricos en hidratos de carbono, con el objetivo de reponer las reservas de glucógeno hepático y muscular, y de líquidos, para reponer las pérdidas.

10. No existen alimentos ni suplementos mágicos. El secreto está en la adecuada selección de alimentos, una combinación correcta y un hábito constante de alimentación equilibrada y variada.

GLOSARIO

Ácidos grasos esenciales

Los ácidos grasos son el componente fundamental de las grasas alimentarias (triglicéridos). Algunos ácidos grasos tienen para el hombre un carácter indispensable, ya que no los podemos sintetizar y, por lo tanto, debemos obtenerlos a través de la dieta. Son los ácidos grasos esenciales.

Ácidos grasos hidrogenados

Cuando los ácidos grasos insaturados (con dobles enlaces en su cadena) fijan el hidrógeno, en presencia de un catalizador, decimos que se hidrogenan: pierden las "ventajas" de los ácidos grasos insaturados y se saturan progresivamente. Al saturarse, se solidifican. De esta manera se obtienen las margarinas vegetales y la vegetalina, alimentos que pierden los beneficios propios de las grasas vegetales.

Ácidos grasos insaturados

Son ácidos grasos con uno (monoinsaturado) o más (poliinsaturado) dobles enlaces en su molécula. Esto les confiere unas características especiales: son líquidos a temperatura ambiente y se absorben más rápidamente. Tienen un papel hipocolesterolemiante y antiaterogénico, con lo que su consumo es recomendable y saludable. Los aceites vegetales, en general, son ricos en ácidos grasos poliinsaturados, sobre todo los de girasol, maíz y pepita de uva. También el pescado es rico en este tipo de grasas. El aceite de oliva es muy rico en ácidos grasos monoinsaturados, así como los frutos secos, como las avellanas o las almendras.

Ácidos grasos saturados

No poseen dobles enlaces en su molécula. Son sólidos a temperatura ambiente y se absorben más lentamente. Tienen efecto hipercolesterolemiante y aterogénico. Las grasas animales (excepto la del pescado) son ricas en ácidos grasos saturados, por lo que conviene reducir su consumo en lo posible. También los aceites de coco y palma son ricos en este tipo de grasas.

Alcalinizar

La alimentación actual tiende a acidificar el medio y este exceso de ácido orgánico puede amortiguarse con la dieta. Una dieta con los alimentos lo más naturales posibles, rica en frutas frescas y hortalizas crudas, propicia la generación de sales orgánicas de potasio, magnesio y bicarbonatos, todos con efecto neutralizador de la acidez. Los alimentos más acidificantes son los alimentos azucarados, el café, el alcohol, los alimentos muy refinados y el exceso de proteína animal.

Aminoácidos esenciales

Las proteínas están constituidas por aminoácidos. De los 20 aminoácidos que forman las proteínas alimentarias, 8 son esenciales para el hombre, ya que no puede sintetizarlos y debe obtenerlos a través de la dieta. Para sintetizar las proteínas, el organismo humano necesita todos los aminoácidos. Cuando una proteína alimentaria carece de un aminoácido, ésta constituye un "factor limitante", ya que impide la síntesis correcta de las proteínas. Las proteínas de origen animal (carne, pescado, huevos, productos lácteos) contienen todos los aminoácidos, por lo que se denominan *proteínas de alta calidad* o *de alto valor biológico*. Las proteínas de origen vegetal carecen de uno o dos aminoácidos esenciales, con lo que decimos que son *de bajo valor biológico*. Los cereales son pobres en lisina y las legumbres son deficientes en metionina. Si los combinamos entre ellos o con una fuente de proteína animal, aumentamos mucho el valor biológico de las proteínas.

Antioxidantes

Los antioxidantes son sustancias que nos protegen frente a los radicales libres, causantes del envejecimiento y de algunas enfermedades. Pueden ser elementos tanto presentes en la dieta (antioxidantes exógenos) como producidos por el propio organismo (antioxidantes endógenos), capaces de disminuir el daño que algunos productos de oxidación, los radicales libres, causan en nuestro cuerpo. Los principales antioxidantes exógenos son la vitamina C, la vitamina E, los carotenoides (alfa y betacarotenos, betacriptoxantina, zeaxantina, licopeno) y los compuestos fitoquímicos (flavonoides, catequinas, hidroxitirosol, oleuropeína, resveratrol y quercetina). Los alimentos ricos en antioxidantes son las frutas, las verduras, los cereales, los frutos secos, el aceite de oliva virgen y el vino tinto.

Daño oxidativo

Los radicales libres, resultantes de la oxidación celular, producen el deterioro de las células, lo que causa la muerte celular, el envejecimiento y algunos tipos de cáncer. Existen diferentes situaciones en las que se producen mayor número de radicales libres: consumo excesivo de tabaco y alcohol, alimentación rica en grasa, exceso de radiación solar, ejercicio muy intenso (deportistas profesionales), polución ambiental, aumento de la edad, etc.

Glucógeno

Constituye las reservas de glucosa del organismo. Se encuentra principalmente en el hígado y el músculo. Las reservas de glucógeno representan unos 500 g de media.

Hidratos de carbono de absorción lenta

También llamados *almidones* o *azúcares complejos*. Son moléculas complejas, formadas por muchas unidades de monosacáridos con fórmulas más complejas, de digestión mucho más lenta. El sistema digestivo debe digerirlos y "romperlos" en moléculas de glucosa para absorberlos. Los encontramos sobre todo en alimentos del grupo de las féculas: pan, patata, pasta alimenticia, arroz y otros cereales, legumbres, etc.

Hidratos de carbono de absorción rápida

También llamados *azúcares simples*. Son moléculas sencillas, de asimilación muy rápida (sobre todo si se consumen solos), que pasan rápidamente al torrente circulatorio y aumentan la glucemia rápidamente. Los más abundantes son la glucosa, la fructosa, la galactosa (monosacáridos) y la lactosa y la sacarosa (disacáridos). Los encontramos en alimentos como el azúcar, la miel, la mermelada, la fruta, etc.

Hiperpirexia por calor

Es un trastorno grave, que puede llegar a ser mortal, debido al fracaso de la capacidad de regulación de la temperatura corporal. Los síntomas más frecuentes son cese de la sudoración, taquicardia, piel caliente y seca, cefalea, confusión, inconsciencia y convulsiones.

Hipocaliemia

Se da cuando la cantidad de potasio en sangre disminuye por debajo de los valores normales. Si es poco importante, no suele dar síntomas. Si es más grave, puede dar alteraciones del ritmo cardíaco, estreñimiento, debilidad muscular, parestesia o parálisis flácida.

Hipoglucemia

Se trata de una concentración de glucosa en sangre anormalmente baja. Se manifiesta de manera muy variable: nerviosismo, sudoración, temblores, polifagia, confusión, cefalea, cansancio injustificado, mareos y pérdida de consciencia.

Hiponatremia

Se define como una concentración de sodio en sangre inferior a los valores normales. Las primeras manifestaciones suelen ser anorexia, letargo, apatía, náuseas y desorientación.

Índice glucémico

Es un sistema para clasificar los alimentos que contienen hidratos de carbono en relación a cómo afectan a los niveles de azúcar en sangre (glucemia). Se basa en cuantificar la respuesta glucémica de un alimento comparándola con la de un alimento de referencia, que suele ser la glucosa o el pan blanco, al que se asigna un índice glucémico de 100. Da una idea de la velocidad de digestión y absorción de los hidratos de carbono de cada alimento. El índice glucémico de cualquier alimento no sólo dependerá de la variedad y la forma de preparación, sino también de los alimentos que lo acompañen.

Vitaminas hidrosolubles

Son las vitaminas solubles en agua. El organismo no puede almacenarlas (excepto la vitamina B12). Es necesario un aporte suficiente con la alimentación. Hay pérdidas importantes si los alimentos se remojan, se hierven o están en contacto con abundante agua. Son la vitamina C y las vitaminas del grupo B.

Vitaminas liposolubles

Son las vitaminas que se disuelven en grasas o aceites. Se almacenan a nivel del hígado y del tejido adiposo. Son las vitaminas D, E, K y A.

ÍNDICE